Infermiera

in

ematologia

La guida completa

SILVIA REALI

Indice dei contenuti

« *L'ematologia ci ricorda che la chiave della vita, del mistero e della guarigione si trova nel complesso flusso del nostro sangue.* »

Capitolo 1

INTRODUZIONE ALL'EMATOLOGIA

Gli elementi essenziali dell'ematologia: definizioni e ambito di applicazione

L'ematologia, un termine che a prima vista potrebbe sembrare riservato agli esperti, è in realtà una specialità medica con cui ognuno di noi entra in contatto a un certo punto della sua vita, anche solo per un prelievo di sangue. Diamo un'occhiata più da vicino a questa affascinante branca della medicina.

L'ematologia è lo studio del sangue, degli organi che lo producono e delle malattie che lo colpiscono. Ma non si limita a queste semplici definizioni. Comprende un insieme dinamico e complesso di componenti che interagiscono costantemente: i globuli rossi che trasportano l'ossigeno, i globuli bianchi che difendono il nostro corpo dalle infezioni, le piastrine che svolgono un ruolo chiave nella coagulazione e il plasma, il prezioso liquido che li trasporta tutti.

Mentre il sangue scorre nelle nostre vene, garantendo la nostra sopravvivenza e il nostro benessere, gli ematologi si sforzano di decifrare i misteri di questo fluido vitale. La loro ricerca e i loro interventi coprono aree diverse come l'anemia, i disturbi della coagulazione, la leucemia e altri tumori del sangue. L'ambito dell'ematologia non si limita a un solo aspetto della medicina. Si trova ad un crocevia, interagendo con la biologia, l'oncologia, la genetica e persino l'immunologia.

Ma se l'ematologia si distingue per la sua natura scientifica e medica altamente specializzata, è anche profondamente umana. Dietro ogni campione di sangue, ogni diagnosi, c'è una storia, un individuo, una famiglia. Ed è qui che questa specialità entra in gioco. Perché capire il sangue significa anche capire la vita, in tutte le sue manifestazioni, le sue speranze e le sue sfide. Ed è con questa visione olistica che i professionisti dell'ematologia si impegnano ogni giorno, per il benessere dei loro pazienti e per la scienza in continua evoluzione.

L'ematologia è molto più del semplice studio del sangue. È un'esplorazione continua di ciò che ci rende esseri viventi, una ricerca di conoscenza che, a sua volta, porta a una cura migliore, a una migliore comprensione e a una vita migliore.

Storia e sviluppo della tenuta

L'ematologia, come la maggior parte delle discipline mediche, è il prodotto di una lunga evoluzione, fatta di scoperte, innovazioni e, soprattutto, di insaziabile curiosità. La sua storia è la storia della scienza e dell'umanità, un viaggio attraverso i secoli in cui ogni fase ha plasmato la nostra attuale comprensione del sangue e dei suoi misteri.

Torniamo indietro nel tempo fino all'Antichità. Molto prima che i termini "globuli rossi" o "piastrine" entrassero nel nostro lessico, diverse civiltà avevano già identificato il ruolo centrale del sangue. Per gli Egizi, era la fonte della vita. Per i Greci, l'ematos (sangue in greco) era uno dei quattro umori essenziali per l'equilibrio del corpo. Ippocrate, ad esempio, utilizzò questa teoria degli umori per diagnosticare e trattare varie malattie.

Ma fu durante il Medioevo e il Rinascimento che l'ematologia fece progressi significativi. Con l'emergere di tecniche come la dissezione, gli scienziati iniziarono a sezionare l'anatomia umana e a comprendere meglio il sistema circolatorio. Fu William Harvey, nel XVII secolo, a dimostrare che il cuore era una pompa che spingeva il sangue in tutto il corpo attraverso un circuito chiuso.

Il XIX secolo ha segnato una svolta importante con l'invenzione del microscopio. Per la prima volta, i ricercatori furono in grado di osservare direttamente le cellule del sangue, aprendo la strada a scoperte cruciali sulla loro forma, funzione e patologia. Fu anche in questo periodo che medici come Rudolf Virchow gettarono le basi della moderna medicina cellulare.

Il 20° secolo è stato un periodo rivoluzionario per l'ematologia. I progressi della genetica, della biologia molecolare e della tecnologia hanno permesso di decifrare i meccanismi intimi delle cellule del sangue, di comprendere malattie come la leucemia e di sviluppare trattamenti innovativi come la chemioterapia.

Oggi l'ematologia continua a progredire a rotta di collo. Dalle terapie mirate ai trapianti di midollo osseo e ai trattamenti genici, questo campo continua ad evolversi, offrendo speranza e una cura a molti pazienti.

La storia dell'ematologia è quindi quella di una ricerca, una passione per la conoscenza che, secolo dopo secolo, ha plasmato la nostra comprensione del sangue e del suo ruolo vitale. E se la strada percorsa è impressionante, il futuro promette molte altre scoperte, che riflettono l'ingegno e la determinazione umana.

L'importanza dell'ematologia nel panorama medico moderno

Nonostante la sua specializzazione nel sangue e nelle malattie ad esso correlate, l'ematologia occupa un posto centrale nel panorama medico moderno. La sua rilevanza e la sua importanza superano molti confini, rendendola un pilastro essenziale del mondo medico.

L'ematologia, cuore della medicina interna, si trova al crocevia di molti campi. È indissolubilmente legata all'oncologia, con malattie come la leucemia, il linfoma e il mieloma che vengono trattate in stretta collaborazione con gli oncologi. Ma interagisce anche con la chirurgia, in particolare quando si tratta di trapianti di midollo osseo, e con la genetica, quando si esplorano le mutazioni alla base di alcuni disturbi del sangue.

L'ematologia è anche un attore chiave nella medicina d'emergenza. Un trauma, un intervento chirurgico o un'emorragia improvvisa? I team di ematologia vengono chiamati per gestire le trasfusioni di sangue, garantire l'equilibrio della coagulazione o trattare complicazioni come la trombosi.

Inoltre, svolge un ruolo fondamentale nella diagnosi. Chi non ha mai fatto un esame del sangue? Queste analisi, che potrebbero essere definite di routine, sono tuttavia essenziali per valutare le condizioni generali del paziente, per lo screening delle malattie o per monitorare l'efficacia di un trattamento. Da un semplice emocromo a esami più sofisticati, l'ematologia diagnostica è spesso il punto di partenza nella gestione di molte patologie.

L'ematologia moderna è anche all'avanguardia nell'innovazione. Con l'emergere delle terapie mirate e della medicina personalizzata, è spesso all'avanguardia nell'introduzione e nella sperimentazione di nuovi trattamenti. Lo studio delle cellule staminali, ad esempio, sta aprendo prospettive terapeutiche rivoluzionarie, non solo per le malattie del sangue, ma anche per una serie di altre patologie.

Ma oltre a queste interazioni tecniche e cliniche, l'ematologia ha anche un profondo impatto sociale. La donazione di sangue, la generosità ordinaria che salva vite ogni giorno, è orchestrata e gestita dal settore dell'ematologia. Inoltre, di fronte a patologie spesso gravi e a trattamenti talvolta lunghi, l'ematologia ci ricorda l'importanza dell'accompagnamento umano, dell'ascolto e del sostegno nel processo di cura.

Quindi l'ematologia, lungi dall'essere una semplice nicchia specialistica, è in realtà un attore importante, un anello indispensabile nel vasto ecosistema medico. Il suo ruolo nel panorama medico moderno è una testimonianza eloquente della complessità e dell'interdipendenza della medicina contemporanea.

Capitolo 2

RUOLI
E RESPONSABILITÀ
INFERMIERA
DI EMATOLOGIA

Una professione versatile: ruolo clinico e di ricerca

All'interno del panorama medico, il ruolo dell'ematologo si distingue per la sua dualità: sia medico in prima linea che ricercatore all'avanguardia dell'innovazione. Questa versatilità li rende protagonisti essenziali del continuum di cure, dal letto del paziente al laboratorio di ricerca.
Il ruolo clinico

In qualità di medico, l'ematologo è spesso il primo interlocutore per i pazienti con disturbi del sangue. Che si tratti di un'anemia inspiegabile, di una trombosi improvvisa o di una diagnosi spaventosa come la leucemia, è responsabilità dell'ematologo fare una diagnosi precisa, elaborare un piano di trattamento adeguato e monitorare il paziente durante il corso della terapia.

L'ematologo clinico lavora a stretto contatto con un team multidisciplinare: infermieri specializzati, tecnici di laboratorio, radiologi, chirurghi e molti altri. Insieme, forniscono un'assistenza olistica al paziente, affrontando non solo gli aspetti medici, ma anche le esigenze psicologiche e sociali.

L'ematologia è una disciplina in costante evoluzione. Le malattie del sangue, in tutta la loro diversità e complessità, pongono enigmi infiniti che i ricercatori di ematologia si sforzano di decifrare. Questi professionisti si dedicano alla ricerca fondamentale, studiando i meccanismi intimi delle cellule del sangue, o alla ricerca clinica, testando nuovi trattamenti e approcci terapeutici direttamente sui pazienti.

La ricerca in ematologia ha portato a progressi spettacolari negli ultimi decenni. Dalle terapie mirate alle immunoterapie e ai trapianti di cellule staminali, molte di queste innovazioni sono il risultato di lunghe ore trascorse in laboratorio, di collaborazioni internazionali e dell'impegno costante dei ricercatori di ematologia. Sinergia tra clinica e ricerca

Una delle bellezze della professione di ematologo risiede in questa interazione dinamica tra clinica e ricerca. I problemi incontrati al letto del paziente spesso ispirano domande di ricerca, mentre le scoperte in laboratorio arrivano rapidamente in reparto, migliorando la vita dei pazienti.

In definitiva, questa versatilità dell'ematologo, questa capacità di oscillare tra il mondo del paziente e quello della ricerca, è una testimonianza della ricchezza e della profondità della professione. Illustra anche l'impegno di questi professionisti nel superare i limiti di ciò che conosciamo, garantendo al contempo la migliore assistenza possibile per ogni individuo che incontrano.

Comunicazione con i pazienti e famiglie

La comunicazione è al centro della pratica medica. In ematologia, dove le diagnosi e i trattamenti possono essere particolarmente difficili e complessi, l'arte della comunicazione assume un'importanza ancora maggiore. Parlare con un paziente o con la sua famiglia richiede non solo di trasmettere informazioni chiare, ma anche di farlo con empatia, rispetto e compassione.

L'importanza dell'ascolto attivo
Prima ancora di parlare, è fondamentale ascoltare. L'ascolto attivo implica la presenza totale in quel momento, senza distrazioni o pregiudizi. Consente all'ematologo di comprendere non solo i sintomi del paziente, ma anche le sue paure, speranze e preoccupazioni. Crea uno spazio di fiducia in cui il paziente si sente valorizzato e ascoltato.

21

Trasmettere informazioni chiare

Le malattie ematologiche possono essere difficili da capire. Termini complessi, trattamenti multipli, prognosi variabili... L'ematologo deve cercare di semplificare queste informazioni senza diluirle, presentandole in modo strutturato e accessibile. L'uso di diagrammi, opuscoli o metafore può aiutare a rendere i concetti più tangibili per i pazienti e le loro famiglie.

Navigare nelle emozioni

Una diagnosi ematologica può scatenare una valanga di emozioni: shock, negazione, rabbia, tristezza, ecc. È essenziale che l'ematologo riconosca e convalidi queste emozioni. A volte una semplice frase come "Capisco che questo può essere sconvolgente" può fare una grande differenza. È necessario offrire un sostegno emotivo mentre si guida il paziente attraverso le fasi mediche che lo attendono.

Incoraggiare la partecipazione del paziente

L'assistenza ematologica è spesso un processo collaborativo. Incoraggiare i pazienti a fare domande, esprimere le loro preferenze o chiedere chiarimenti rafforza il loro senso di agency e il loro coinvolgimento nella propria salute.

Sostenere le famiglie

La malattia non colpisce solo il paziente, ma anche le persone che lo circondano. Le famiglie svolgono un ruolo cruciale nel sostegno e nell'assistenza. È quindi essenziale includerli nelle conversazioni, rispondere alle loro domande e indirizzarli verso le risorse appropriate, se necessario.

Affrontare le cattive notizie

Qualsiasi conversazione difficile deve essere affrontata con delicatezza. L'ematologo deve essere diretto ma empatico, offrendo spazio alle reazioni emotive e suggerendo al contempo soluzioni o passi successivi.

Comunicazione in corso

La comunicazione non si ferma alla porta della consultazione. Assicurare un follow-up, essere disponibili per ulteriori domande o indirizzare i pazienti ad altri professionisti sanitari per un ulteriore supporto sono tutti elementi che rafforzano la relazione terapeutica.

Comunicare in ematologia, come in tutti i settori della medicina, è un delicato equilibrio tra la trasmissione di informazioni tecniche e la creazione di un legame umano. È un'arte che richiede ascolto, pazienza e, soprattutto, una profonda umanità.

Collaborazione interprofessionale: lavoro di squadra con medici, tecnici e altri.

Il campo dell'ematologia, con la sua complessità e le sue molteplici sfaccettature, richiede una stretta collaborazione tra diversi professionisti sanitari. Questa interdipendenza garantisce un'assistenza ottimale al paziente, con ogni specialista che contribuisce con la propria esperienza a una visione globale e completa dell'assistenza.

Medici specialisti
L'ematologia non lavora nel vuoto. Spesso si trova all'incrocio di altre specialità. Queste includono

- **Oncologi**: per la leucemia, il linfoma e altri tumori del sangue.
- **Reumatologi**: in caso di malattie autoimmuni che colpiscono il sangue.
- **Genetisti**: Per studiare le mutazioni genetiche associate a determinate malattie del sangue.
- **Respirologi**: quando i disturbi del sangue influenzano o sono influenzati da problemi polmonari.

Questa collaborazione medica garantisce un'assistenza completa, con ogni specialista che contribuisce con un pezzo del puzzle.

23

Tecnici di laboratorio

I tecnici sono i custodi delle analisi del sangue. Svolgono un ruolo essenziale nel fornire dati accurati e affidabili, che poi vengono interpretati dall'ematologo. La loro competenza è fondamentale, perché un semplice dettaglio in un esame del sangue può guidare la diagnosi e il piano di trattamento.

Infermieri specializzati in ematologia

Spesso sono in prima linea nell'assistenza al paziente. Somministrando trattamenti, monitorando gli effetti collaterali o semplicemente offrendo un supporto emotivo, gli infermieri sono il collegamento quotidiano tra il paziente e il team medico.

Farmacisti

Con lo sviluppo dei trattamenti ematologici, la terapia farmacologica è diventata sempre più complessa. I farmacisti assicurano che i farmaci siano somministrati correttamente, consigliano sulle possibili interazioni e possono anche collaborare allo sviluppo di terapie mirate.

Assistenti sociali e psicologi

La dimensione psicologica e sociale dell'assistenza è essenziale. Che si tratti di aiutare i pazienti a gestire l'impatto emotivo della diagnosi, di indirizzarli verso le risorse finanziarie o semplicemente di offrire un luogo di ascolto, questi professionisti sono essenziali.

Fisioterapisti

Particolarmente importante per i pazienti che hanno subito un intervento chirurgico, come i trapianti, o per quelli che necessitano di riabilitazione dopo un lungo periodo di ricovero.

Coordinamento: la chiave del successo

Con così tanti specialisti coinvolti, il coordinamento diventa fondamentale. Incontri multidisciplinari regolari, durante i quali ogni professionista condivide le proprie osservazioni e preoccupazioni, assicurano un'assistenza fluida e armoniosa.

In definitiva, se l'ematologo può essere visto come il direttore d'orchestra di questa sinfonia medica, tutti i musicisti - siano essi medici, tecnici, infermieri o altri - sono essenziali per creare una melodia ottimale di cura per il paziente. È questa collaborazione interprofessionale che assicura che, indipendentemente dalla complessità del caso, il paziente sia sempre al centro dell'attenzione.

Capitolo 3

PATOLOGIE PRINCIPALI IN EMATOLOGIA

Leucemie: acute e croniche

Le leucemie sono un gruppo di tumori del sangue caratterizzati da una proliferazione anomala di cellule del sangue, soprattutto globuli bianchi. Si dividono in due grandi categorie: leucemie acute e croniche, ciascuna con le proprie caratteristiche e implicazioni cliniche.

Leucemia acuta
Questo tipo di leucemia si sviluppa rapidamente e richiede un intervento immediato.
- Leucemia linfoblastica acuta (ALL) :
  - Colpisce i linfoblasti, cellule immature che normalmente diventano linfociti.
  - È più comune nei bambini, anche se può verificarsi anche negli adulti.
  - Sintomi: affaticamento, febbre, dolore osseo, ecchimosi e facile sanguinamento.
- Leucemia mieloide acuta (AML) :
  - Colpisce i mieloblasti destinati a diventare globuli bianchi (esclusi i linfociti), globuli rossi o piastrine.
  - È più comune negli adulti che nei bambini.
  - Sintomi: simili a quelli di ALL, ma possono includere anche dolori articolari e perdita di peso.

Leucemia cronica
Queste leucemie progrediscono più lentamente e possono non richiedere alcun trattamento per lunghi periodi.
- Leucemia linfatica cronica (LLC) :
  - Colpisce i linfociti maturi.
  - È la forma più comune di leucemia dell'adulto nei Paesi occidentali.
  - I sintomi possono essere assenti per molto tempo. Quando compaiono, includono

affaticamento, ingrossamento dei linfonodi e infezioni frequenti.

- Leucemia mieloide cronica (CML) :
    - Colpisce le cellule staminali mieloidi del sangue.
    - È associata a un'anomalia cromosomica nota come cromosoma Philadelphia.
    - I sintomi includono affaticamento, perdita di peso, ingrossamento della milza (splenomegalia) e dolore osseo.

Assistenza e trattamento
- **Chemioterapia**: uso di farmaci per distruggere le cellule leucemiche.
- **Terapia mirata**: uso di farmaci che colpiscono anomalie specifiche nelle cellule leucemiche.
- **Trapianto di midollo osseo**: sostituzione del midollo osseo malato con midollo sano.
- **Immunoterapia:** utilizzare il sistema immunitario per combattere il cancro.

Le leucemie, sia acute che croniche, rappresentano una sfida sia in termini di diagnosi che di trattamento. Grazie ai progressi medici, le prospettive per i pazienti affetti da leucemia continuano a migliorare. È fondamentale che i medici ematologi comprendano a fondo queste malattie, riconoscano i sintomi e si tengano aggiornati sui trattamenti più recenti, per fornire la migliore assistenza possibile ai loro pazienti.

Linfomi : Malattia di Hodgkin e non Hodgkin

I linfomi sono tumori del sistema linfatico, una parte essenziale del sistema immunitario. Si sviluppano quando i linfociti (un tipo di globuli bianchi) iniziano a dividersi in modo incontrollato. I linfomi sono generalmente classificati in due grandi categorie: il linfoma di Hodgkin e il linfoma non Hodgkin.

Linfoma di Hodgkin (HL)
- Caratteristiche:
    - È definita dalla presenza di cellule caratteristiche chiamate cellule di Reed-Sternberg.
    - In genere ha un modello prevedibile di diffusione da un gruppo di linfonodi a un altro.
- Sintomi:
    - Ingrossamento indolore dei linfonodi, febbre inspiegabile, sudorazione notturna, perdita di peso, prurito.
- Sottotipi:
    - HL classico (che comprende diverse sottocategorie come la nodularità linfocitaria, la sclerosi nodulare, ecc.)
    - LH linfocitario.
- Trattamenti:
    - Chemioterapia, radioterapia, terapia mirata e immunoterapia.

Linfoma non Hodgkin (NHL)
- Caratteristiche:
    - Il NHL è un gruppo eterogeneo di linfomi che non contengono cellule Reed-Sternberg.
    - Possono essere sia a cellule B che a cellule T.
- Sintomi:
    - Sebbene siano simili a quelli dell'HL, i sintomi del NHL sono spesso meno specifici. Comprendono linfonodi ingrossati, dolore addominale e affaticamento.
- Sottotipi:
    - Esistono più di 60 diversi sottotipi di NHL. Alcuni dei più comuni includono il linfoma

diffuso a grandi cellule B, il linfoma follicolare e il linfoma della zona marginale.

- Trattamenti:
  - Il trattamento dipende dal tipo e dallo stadio del linfoma. Può includere la chemioterapia, la radioterapia, la terapia mirata, l'immunoterapia e talvolta il trapianto di cellule staminali.

Fattori di differenziazione

- **Età e sesso**: sebbene entrambi i tipi di linfoma possano insorgere a qualsiasi età, il HL è più comune nei giovani adulti e nelle persone di età superiore ai 55 anni. Il NHL è più comune negli adulti anziani.
- **Localizzazione e diffusione**: l'HL spesso si diffonde in modo ordinato da un gruppo di linfonodi all'altro, mentre il NHL può comparire ovunque e diffondersi in modo imprevedibile.
- **Tasso di crescita**: alcuni NHL possono crescere lentamente e non richiedere un trattamento immediato, mentre altri possono essere aggressivi e richiedere un intervento rapido.

I linfomi, sebbene siano raggruppati sotto lo stesso nome, presentano un'ampia varietà in termini di presentazione, decorso e trattamento. Comprendere le sfumature tra il linfoma di Hodgkin e i linfomi non-Hodgkin è fondamentale per una diagnosi accurata e una gestione adeguata dei pazienti. Grazie ai progressi della medicina moderna, molti pazienti affetti da linfoma possono oggi sperare in una remissione completa o in una vita prolungata con la malattia.

Disturbi della coagulazione e le malattie delle piastrine

I disturbi della coagulazione e le malattie delle piastrine sono condizioni che influenzano la capacità del sangue di coagulare normalmente, portando a un aumento del rischio di emorragia o, al contrario, a una coagulazione eccessiva. Questi disturbi possono derivare da una serie di cause, che vanno dalle mutazioni genetiche alle malattie acquisite.

Disturbi della coagulazione
Questi disturbi sono spesso dovuti a una carenza o a un malfunzionamento di uno o più fattori di coagulazione.

- Emofilia:
  - **Emofilia A**: causata dalla carenza di fattore VIII.
  - **Emofilia B**: risultati di una carenza di fattore IX.
  - Sintomi: emorragia prolungata dopo una lesione, emorragia interna, ematomi, dolori articolari dovuti all'emorragia interna.
- Malattia di Von Willebrand:
  - Una condizione ereditaria in cui il sangue manca di una proteina coagulante chiamata fattore von Willebrand o non funziona correttamente.
  - Sintomi: sanguinamento nasale, gengive sanguinanti, mestruazioni abbondanti, lividi facili.
- Trombofilia:
  - Si riferisce a una propensione anomala alla trombosi. Esistono diverse forme, tra cui la sindrome antifosfolipidica e la mutazione del fattore V Leiden.
  - Può provocare coaguli di sangue nelle vene e nelle arterie.

Malattie delle piastrine
Le piastrine sono piccoli frammenti di cellule del sangue che svolgono un ruolo essenziale nella coagulazione.

- Trombocitopenia:
  - Una bassa conta piastrinica che può essere dovuta a una ridotta produzione di piastrine, a

una maggiore distruzione di piastrine o a una combinazione di entrambe.

- Cause comuni: anemia aplastica, cirrosi, sindrome mielodisplastica, alcune infezioni virali.
- Porpora trombotica trombocitopenica (TTP):
  - Una condizione rara in cui si formano piccoli coaguli di sangue nei vasi sanguigni.
  - Sintomi: porpora (piccoli lividi sotto la pelle), affaticamento, febbre, confusione.
- Trombocitosi:
  - Una conta piastrinica anormalmente elevata, che può essere reattiva (in risposta a una condizione sottostante) o dovuta a un disturbo del midollo osseo, come la policitemia vera.
- Disfunzione piastrinica:
  - Quando le piastrine non funzionano correttamente, spesso a causa di malattie ereditarie o di alcuni farmaci.

Gestione ed elaborazione
- I disturbi della coagulazione possono spesso essere gestiti con trattamenti sostitutivi che sostituiscono il fattore di coagulazione mancante.
- Le malattie delle piastrine possono richiedere trasfusioni di piastrine, farmaci immunosoppressivi o trattamenti per affrontare la causa sottostante.
- La gestione dipenderà in gran parte dalla diagnosi specifica, dalla gravità della condizione e dalle esigenze individuali del paziente.

I disturbi della coagulazione e le malattie delle piastrine presentano una serie complessa di sfide cliniche. Una comprensione approfondita di queste condizioni è fondamentale per la loro corretta gestione. Con lo sviluppo di trattamenti e una migliore comprensione di queste malattie, molti pazienti sono ora in grado di condurre una vita normale e attiva.

Anemia : dall'origine alla cura

Le anemie sono un gruppo di malattie in cui la capacità del sangue di trasportare ossigeno sufficiente ai tessuti è compromessa, in genere a causa di un basso livello di emoglobina o di un numero insufficiente di globuli rossi. Possono avere diverse cause e la loro gestione dipende in larga misura dalla causa sottostante.

Classificazione e origini dell'anemia
- Anemia dovuta a carenza:
    - **Anemia da carenza di ferro**: causata da una mancanza di ferro, spesso dovuta a perdite di sangue (come le mestruazioni abbondanti) o a un ridotto assorbimento di ferro.
    - **Anemia megaloblastica**: derivante da una carenza di vitamina B12 o di folati.
- Anemia emolitica:
    - I globuli rossi vengono distrutti più velocemente di quanto il midollo osseo possa produrli.
    - Cause: infezioni, malattie autoimmuni, disturbi genetici come la sferocitosi ereditaria.
- Anemia aplastica:
    - Il midollo osseo non produce abbastanza globuli rossi.
    - Può essere scatenata da farmaci, infezioni o essere idiopatica (senza una causa nota).
- Anemia emoglobinopatica:
    - Causata da mutazioni genetiche che influenzano la struttura o la produzione di emoglobina.
    - Esempi: anemia falciforme, talassemia.

Sintomi comuni
- Stanchezza
- Pallore

- Respiro corto
- Palpitazioni
- Mal di testa
- Vertigini o giramenti di testa

Diagnosi
La diagnosi di anemia inizia solitamente con un esame del sangue chiamato emocromo completo (CBC). A seconda dei risultati, possono essere necessari altri esami, come la ferritina sierica, la vitamina B12, i folati, o altri esami specialistici per determinare la causa.

Gestione dell'anemia
- Anemia dovuta a carenza:
    - **Anemia da carenza di ferro:** integratori di ferro e trattamento della causa sottostante (ad esempio, arresto dell'emorragia).
    - **Anemia megaloblastica:** iniezioni di vitamina B12 o integratori di folato per via orale.
- Anemia emolitica:
    - Trattamento della causa sottostante, ad esempio farmaci per un'infezione o immunosoppressori per una malattia autoimmune.
- Anemia aplastica:
    - Immunosoppressori, trasfusioni di sangue o trapianto di midollo osseo nei casi più gravi.
- Anemia emoglobinopatica:
    - Malattia falciforme: analgesici, idratazione, trasfusioni di sangue, idrossiurea.
    - Talassemia: trasfusioni di sangue regolari, chelazione di ferro per evitare il sovraccarico.

Le anemie sono un gruppo eterogeneo di malattie, ognuna delle quali richiede un approccio specifico alla diagnosi e alla gestione. La diagnosi precoce e la gestione appropriata possono aiutare a migliorare la qualità di vita dei pazienti e a prevenire complicazioni potenzialmente gravi. Con una conoscenza approfondita dei diversi tipi di anemia, gli operatori sanitari possono offrire ai loro pazienti un'assistenza ottimale.

Capitolo 4

TECNICHE E PROCEDURE SPECIFICHE

Trasfusioni di sangue : tipi, complicazioni, e considerazioni speciali

Le trasfusioni di sangue sono procedure mediche comuni che prevedono la somministrazione di componenti del sangue da un donatore a un ricevente. Queste trasfusioni possono salvare la vita in diverse situazioni, tra cui dopo un intervento chirurgico, un trauma o per i pazienti affetti da alcune malattie del sangue.

Tipi di trasfusione di sangue
- **Trasfusione di globuli rossi**: viene utilizzata per trattare l'anemia, la perdita di sangue a seguito di un intervento chirurgico o di un trauma e alcune malattie del sangue.
- **Trasfusione di piastrine**: per i pazienti con un basso numero di piastrine, come quelli affetti da leucemia, cancro o che hanno ricevuto la chemioterapia.
- **Trasfusione di plasma**: il plasma è il liquido chiaro del sangue, contenente elettroliti, acqua e proteine. Può essere trasfuso nei casi di disturbi della coagulazione.
- **Trasfusione di granulociti**: Utilizzata raramente, ma può essere necessaria per alcuni pazienti con infezione grave e bassa conta di granulociti.
- **Crioprecipitati e fattori di coagulazione**: utilizzati per trattare alcuni disturbi della coagulazione.

Complicazioni delle trasfusioni di sangue
- **Reazioni allergiche:** sintomi lievi come prurito o eruzioni cutanee, ma a volte possono essere gravi.
- **Reazioni emolitiche:** quando il corpo attacca il sangue trasfuso, il che può essere pericoloso o addirittura fatale.

- **Sovraccarico di liquidi**: può verificarsi se il sangue viene trasfuso troppo rapidamente, soprattutto nei pazienti con funzione cardiaca compromessa.
- **Trasmissione di infezioni**: il rischio è molto basso grazie ai test rigorosi, ma infezioni come l'epatite e l'HIV possono teoricamente essere trasmesse.
- **Reazione alla trasfusione di piastrine**: le reazioni febbrili non emolitiche sono comuni con le trasfusioni di piastrine.

Considerazioni speciali

- **Gruppi sanguigni**: la compatibilità tra i diversi gruppi sanguigni (A, B, AB, O) e i fattori Rh (+ o -) è essenziale per evitare reazioni emolitiche.
- **Autotrasfusione**: quando il paziente dona il proprio sangue prima dell'intervento chirurgico programmato, per poi trasfonderlo se necessario.
- **Sangue irradiato**: previene una rara complicazione chiamata "malattia del trapianto contro l'ospite". Viene spesso utilizzato per i pazienti immunocompromessi.
- **Trasfusioni per i Testimoni di Geova**: alcune persone rifiutano le trasfusioni di sangue per motivi religiosi, richiedendo approcci alternativi.
- **Conservazione del sangue**: il sangue e i suoi componenti hanno una durata di conservazione limitata.
- **Prodotti ematici specifici**: alcuni pazienti, come quelli con anticorpi rari, possono richiedere sangue appositamente selezionato.

Le trasfusioni di sangue sono una pietra miliare della medicina moderna e salvano innumerevoli vite. Sebbene siano generalmente sicure, comportano una serie di rischi e considerazioni uniche. Una comprensione approfondita di questi aspetti è essenziale per gli operatori sanitari, per garantire che le trasfusioni siano il più sicure ed efficaci possibile.

Biopsie del midollo osseo :
preparazione e cura post-operatoria

La biopsia del midollo osseo è una procedura medica che estrae ed esamina un piccolo campione di midollo osseo, solitamente dall'osso dell'anca. È essenziale per diagnosticare e monitorare molte malattie del sangue e altre condizioni.

Preparazione per la biopsia del midollo osseo
- Consultazione preliminare:
  - Discutere con il medico i motivi della biopsia, i potenziali benefici e i rischi associati.
  - Esaminare i farmaci attuali del paziente, poiché alcuni, come gli anticoagulanti, potrebbero dover essere modificati o interrotti.
- Digiuno:
  - Al paziente può essere chiesto di digiunare per diverse ore prima dell'intervento, per ridurre al minimo il rischio di aspirazione, soprattutto se è prevista la sedazione.
- Consenso:
  - Firmare un modulo di consenso dopo aver compreso appieno i rischi e i benefici.
- Abbigliamento e gioielli:
  - Indossi abiti comodi ed eviti gioielli o altri oggetti metallici.

La procedura
- Posizionamento:
  - In genere il paziente si sdraia sul fianco o sullo stomaco.
- Anestetico locale:
  - Il sito di puntura, spesso l'osso iliaco posteriore, viene anestetizzato con un'iniezione.

- Puntura:
  - Un ago speciale viene inserito nell'osso per prelevare un campione di midollo liquido (aspirazione) e/o un piccolo frammento osseo contenente midollo (biopsia).

Assistenza post-operatoria
- Sorveglianza:
  - Dopo la procedura, il paziente viene osservato per un breve periodo per individuare eventuali segni di complicazioni o effetti collaterali.
- Gestione del dolore:
  - È normale provare un po' di dolore o di fastidio dopo l'intervento. Si possono usare antidolorifici da banco o prescritti.
- Cura delle ferite:
  - Il sito della puntura deve essere mantenuto pulito e asciutto per 24 ore. Può essere applicata una medicazione sterile, da cambiare secondo le indicazioni.
- Attività:
  - In genere   è consigliabile riposare per il resto della giornata. In genere, le normali attività possono essere riprese il giorno successivo.
- Segni di complicazioni:
  - Sebbene rare, le complicazioni possono includere un'infezione, un'emorragia prolungata o un accumulo di sangue nel sito di puntura. È essenziale consultare un medico se compaiono segni di infezione (rossore, calore, gonfiore, secrezione purulenta) o se il dolore peggiora.

La biopsia del midollo osseo è una procedura diagnostica preziosa che richiede una preparazione adeguata e un'assistenza post-operatoria per garantire la sicurezza e il comfort del paziente. La comunicazione tra l'operatore sanitario e il paziente è essenziale per minimizzare l'ansia, chiarire le aspettative e garantire un recupero ottimale.

Terapie cellulari
e trapianti di cellule staminali

Le terapie cellulari e i trapianti di cellule staminali sono interventi medici innovativi che sfruttano il potenziale delle cellule per trattare, e talvolta curare, una moltitudine di malattie. In ematologia, sono utilizzate principalmente per trattare disturbi del sangue maligni e non maligni.

Terapie cellulari
- **Definizione**: Le terapie cellulari comprendono l'uso di cellule per trattare o prevenire una malattia. Queste cellule possono provenire dal paziente (autologhe) o da un donatore (allogeniche).
- **Cellule CAR-T**: un'innovazione recente in cui le cellule T del paziente vengono modificate in laboratorio per attaccare le cellule tumorali e poi reiniettate nel paziente. Vengono utilizzate principalmente per alcuni tipi di leucemia e linfoma.
- **Cellule dendritiche**: queste cellule possono essere utilizzate per stimolare una risposta immunitaria contro il cancro, presentando alle cellule T gli antigeni tumorali.

Trapianti di cellule staminali
- **Definizione**: si tratta di sostituire le cellule staminali malate o distrutte dalla chemioterapia o dalla radioterapia con cellule staminali sane.
- Fonti di cellule staminali:
  - **Midollo osseo:** tradizionalmente la principale fonte di cellule staminali.
  - **Sangue periferico: una** fonte sempre più comune dopo una speciale stimolazione per

aumentare il numero di cellule staminali nel sangue.

- **Sangue del cordone ombelicale:** ricco di cellule staminali e utilizzato, anche se meno comunemente, per i trapianti.
- Tipi di innesti:
  - **Autologhe:** le cellule staminali provengono dal paziente stesso, prelevate prima del trattamento intensivo e poi reiniettate.
  - **Allogenico:** le cellule staminali provengono da un donatore. Può trattarsi di un familiare, di un gemello identico o di un donatore non correlato.
- **Condizionamento:** prima del trapianto, il paziente viene sottoposto a una chemioterapia intensiva, con o senza radioterapia, per distruggere il midollo osseo malato. Questa è una fase cruciale, ma può portare a una serie di complicazioni.
- **Rigetto del trapianto:** una preoccupazione importante, soprattutto con i trapianti allogenici. Il sistema immunitario del ricevente può attaccare le cellule staminali trapiantate o, al contrario, le cellule trapiantate possono attaccare i tessuti del ricevente (malattia del trapianto contro l'ospite).

Vantaggi e sfide

- **Potenziale curativo:** queste terapie possono offrire una possibilità di cura per malattie altrimenti incurabili.
- **Limitazioni e rischi:** potenziali effetti collaterali e rischi associati alla chemioterapia di condizionamento, complicazioni post-trapianto e sfide logistiche e finanziarie.

Le terapie cellulari e i trapianti di cellule staminali rappresentano una speranza per molti pazienti affetti da malattie del sangue. La loro complessità richiede una comprensione approfondita e una formazione specialistica, ma i costanti progressi nel campo continuano ad ampliare le possibilità e a perfezionare le tecniche.

Capitolo 5

GESTIONE DELLE COMPLICAZIONI

Riconoscimento dei segni e sintomi di complicazioni

Il riconoscimento precoce dei segni e dei sintomi delle complicanze è essenziale per intervenire rapidamente e garantire le migliori possibilità di recupero per i pazienti ematologici. Dopo procedure come la chemioterapia, la radioterapia o il trapianto di cellule staminali, il sistema immunitario è spesso indebolito, lasciando il paziente vulnerabile a una serie di complicazioni.

1. Infezioni:
   - **Sintomi**: febbre, brividi, sudorazione, tosse, respiro corto, dolore o bruciore durante la minzione, arrossamento, calore o gonfiore di una ferita.
   - **Azione**: La febbre può essere l'unico segno di infezione nei pazienti immunocompromessi. Qualsiasi segno di infezione deve essere trattato come un'emergenza.
2. Malattia del trapianto contro l'ospite (GVHD):
   - **Sintomi**: eruzione cutanea o desquamazione, diarrea, ittero o ittero, dolori muscolari o articolari, secchezza degli occhi o della bocca.
   - **Azione**: iniziare un trattamento immunosoppressivo o adattare il trattamento attuale.
3. Trombosi:
   - **Sintomi**: dolore, gonfiore, arrossamento o calore in una gamba o in un braccio. Difficoltà a respirare, dolore al petto, palpitazioni o svenimenti possono indicare un'embolia polmonare.
   - **Azione**: Sono necessari anticoagulanti e uno stretto monitoraggio.
4. Tossicità della chemioterapia e della radioterapia:
   - **Sintomi**: nausea, vomito, perdita di capelli, affaticamento, afte, diarrea o costipazione.

- **Azione**: regolare le dosi, somministrare farmaci di supporto o modificare il regime terapeutico.

5. Anemia:
   - **Sintomi**: stanchezza, pallore, respiro corto, vertigini, palpitazioni.
   - **Azione**: si può prendere in considerazione la trasfusione di sangue, l'eritropoietina o altri farmaci stimolanti il midollo osseo.

6. Emorragia o sanguinamento:
   - **Sintomi**: lividi facili, gengive sanguinanti, sangue nelle feci o nelle urine, sanguinamento prolungato da piccoli tagli.
   - **Azione**: trasfusioni di piastrine, vitamina K o altri trattamenti per favorire la coagulazione.

7. Reazione alla trasfusione:
   - **Sintomi**: brividi, febbre, orticaria, dolore al petto, mancanza di respiro.
   - **Azione**: interrompere immediatamente la trasfusione e informare il team medico.

Il riconoscimento e la gestione precoce delle complicanze ematologiche sono fondamentali per la prognosi del paziente. Anche l'educazione dei pazienti e dei familiari è essenziale. Devono sapere a quali sintomi prestare attenzione e comprendere l'importanza di avvertire rapidamente l'équipe sanitaria. La stretta collaborazione tra il paziente, la sua famiglia e gli operatori sanitari è la chiave per navigare in questo settore complesso e garantire i migliori risultati.

Gestione delle infezioni nei pazienti immunocompromessi

La gestione delle infezioni nei pazienti immunocompromessi è un aspetto fondamentale dell'assistenza ematologica. A causa della loro condizione di base o dei trattamenti che stanno ricevendo (come la chemioterapia), questi pazienti hanno un sistema immunitario indebolito, che li rende particolarmente vulnerabili alle infezioni.

1. Valutazione e monitoraggio :
   - **Anamnesi medica**: determinare i fattori di rischio, i trattamenti recenti, le esposizioni e i viaggi.
   - **Esame clinico**: cercare i segni di infezione, in particolare nelle sedi più comuni come i polmoni, l'urina, la pelle e il sangue.
   - **Esami di laboratorio**: emocolture, urinocolture, test di funzionalità epatica, emocromo completo e altri esami specifici a seconda dei sintomi.
2. Profilassi :
   - **Antibiotici profilattici**: in alcuni pazienti, la profilassi può essere raccomandata per prevenire infezioni batteriche, fungine o virali.
   - **Vaccinazioni**: Sebbene alcuni vaccini vivi siano controindicati nei pazienti immunocompromessi, altri, come il vaccino influenzale inattivato, possono essere utili.
3. Elaborazione :
   - **Terapia empirica**: iniziare rapidamente la terapia antibiotica nei pazienti febbrili, senza attendere i risultati della coltura.
   - **Terapia mirata**: adattare il trattamento in base ai risultati delle colture e dei test di sensibilità.
   - **Isolamento del paziente**: Limitare la diffusione dell'infezione ad altri pazienti vulnerabili.
4. Gestione delle complicazioni:
   - **Sepsi**: una risposta infiammatoria sistemica all'infezione che può portare a shock settico e insufficienza d'organo. Un intervento rapido è essenziale.
   - **Resistenza agli antibiotici**: monitorare attentamente e adattare il trattamento, se necessario.

5. Educazione e prevenzione :
- **Igiene delle mani**: un'igiene regolare e accurata delle mani è la misura preventiva più efficace.
- **Evitare l'esposizione**: i pazienti devono evitare le persone malate, le folle o le aree in cui è più probabile che siano esposti agli agenti patogeni.
- **Dieta**: incoraggiare una dieta che riduca al minimo il rischio di esposizione agli agenti patogeni, ad esempio evitando cibi crudi o poco cotti.
6. Supporto psicosociale :
- **Ansia e depressione**: la paura dell'infezione può essere fonte di ansia. Il supporto e gli interventi psicologici possono aiutare a gestire queste preoccupazioni.

Le infezioni nei pazienti immunocompromessi possono essere gravi e potenzialmente letali. Un attento monitoraggio, un intervento rapido e un'educazione completa dei pazienti e di chi li assiste sono fondamentali per prevenire e gestire queste infezioni. Il team medico, in collaborazione con il paziente, deve essere costantemente vigile e proattivo nella lotta contro le infezioni.

Dolore e sollievo in ematologia

Il dolore è un'esperienza complessa e soggettiva, influenzata da fattori biologici, psicologici e sociali. In ematologia, il dolore può derivare dalla malattia stessa, dai trattamenti somministrati o dalle complicazioni associate. Un'adeguata gestione del dolore è essenziale per migliorare la qualità di vita dei pazienti e la loro capacità di tollerare il trattamento.

1. Comprendere il dolore in ematologia :
- **Cause del dolore**: l'espansione del tumore, l'ostruzione, l'infiammazione, l'infezione o gli effetti

collaterali del trattamento possono essere fonti di dolore.

- **Tipi di dolore**: acuto vs. cronico, nocicettivo vs. neuropatico, somatico vs. viscerale.

2. Valutazione del dolore :
   - **Scale di valutazione**: utilizzo di strumenti standardizzati come la scala analogica visiva (VAS) o la scala numerica.
   - **Anamnesi del dolore**: durata, localizzazione, irradiazione, caratteristiche, fattori aggravanti o attenuanti e sintomi associati.

3. Strategie farmacologiche :
   - **Analgesici non oppioidi**: paracetamolo, farmaci antinfiammatori non steroidei (FANS).
   - **Oppioidi**: morfina, fentanil, ossicodone, ecc. Aggiustamenti per tolleranza, dipendenza ed effetti collaterali.
   - **Coadiuvanti**: Antidepressivi, anticonvulsivanti, corticosteroidi per il dolore neuropatico o altri tipi specifici di dolore.

4. Interventi non farmacologici :
   - **Terapie fisiche**: fisioterapia, massaggi, applicazione di calore o freddo.
   - **Terapie complementari**: agopuntura, biofeedback, meditazione e rilassamento.
   - **Supporto psicologico**: consulenza, gruppi di sostegno, terapia cognitivo-comportamentale per gestire lo stress e l'ansia associati al dolore.

5. Considerazioni speciali in ematologia:
   - **Dolore osseo**: comune nelle malattie come il mieloma multiplo. Può richiedere una radioterapia palliativa o bifosfonati.
   - **Dolore neuropatico**: spesso è il risultato della chemioterapia o dell'invasione tumorale dei nervi.
   - **Dolore associato alle procedure**: biopsie del midollo osseo, punture lombari, inserimento di cateteri centrali.

6. Le sfide della gestione del dolore:
- **Paura della dipendenza**: istruire i pazienti sulla distinzione tra dipendenza e tolleranza.
- **Effetti collaterali**: costipazione, nausea, confusione, che spesso richiedono una gestione simultanea.
- **Barriere culturali o sociali**: rispettare e comprendere le credenze e gli atteggiamenti nei confronti del dolore e del suo trattamento.

Il dolore in ematologia è una sfida che richiede un approccio olistico e personalizzato. Riconoscere il dolore, valutarne correttamente la natura e l'intensità e attuare un piano di cura appropriato è essenziale. La collaborazione tra il paziente, la famiglia e l'équipe sanitaria è fondamentale per garantire un sollievo efficace e migliorare la qualità della vita.

Capitolo 6

SFIDE EMOTIVE E PSICOLOGICO

Affrontare le diagnosi gravi: strumenti e tecniche di supporto

Affrontare una diagnosi grave, come una neoplasia ematologica, è un momento destabilizzante e potenzialmente traumatico per il paziente e la sua famiglia. In qualità di infermiere di ematologia, è fondamentale disporre degli strumenti e delle tecniche necessarie per sostenere questi pazienti in questo difficile percorso medico.

1. Ascolto attivo ed empatia:
   * **Ascoltare senza giudicare**: Dedicare del tempo all'ascolto delle preoccupazioni e dei sentimenti del paziente.
   * **Empatia**: riconoscere e convalidare le emozioni del paziente, mostrando comprensione e sostegno.
2. Fornisca informazioni chiare:
   * **Spiegazioni semplici**: utilizzare un linguaggio accessibile ed evitare il gergo medico.
   * **Informazioni su richiesta**: alcuni pazienti vogliono conoscere tutti i dettagli, altri preferiscono una panoramica. Ci adattiamo alle loro esigenze.
3. Tecniche di rilassamento e di riduzione dello stress:
   * **Respirazione profonda**: una tecnica semplice ma efficace per ridurre l'ansia.
   * **Meditazione e mindfulness**: aiutare i pazienti a concentrarsi sul momento presente e a prendere le distanze dalle loro preoccupazioni.
4. Supporto psicosociale :
   * **Rinvio a specialisti**: Psicologi, assistenti sociali o psichiatri per un ulteriore supporto.
   * **Gruppi di sostegno**: questi gruppi offrono uno spazio in cui i pazienti possono condividere le loro esperienze con altri che si trovano in situazioni simili.

5. Pianificazione avanzata e discussioni sulla fine della vita:
- **Direttive anticipate**: Aiutare i pazienti a definire i loro desideri in merito alle cure future.
- **Discussioni oneste**: Parlare di argomenti difficili come la prognosi, le cure palliative e la fine della vita.

6. Coinvolgere la famiglia e gli amici:
- **Educazione e risorse**: fornire alle famiglie informazioni sulla malattia, sui trattamenti e su come possono sostenere il paziente.
- **Gruppi di sostegno per le famiglie**: offrire uno spazio in cui i propri cari possano condividere le loro preoccupazioni e imparare dagli altri.

7. Strategie di autogestione:
- **Diario**: incoraggiare i pazienti a scrivere delle loro esperienze, che possono fornire uno sfogo e una prospettiva.
- **Attività creative**: la pittura, la musica o la danza possono offrire modi per esprimere le emozioni e gestire lo stress.

8. Uso della tecnologia:
- **Applicazioni per il benessere e la meditazione**: diverse applicazioni possono aiutare i pazienti a praticare la meditazione o altre tecniche di rilassamento.
- **Forum e reti sociali**: alcuni pazienti trovano conforto nel parlare con altre persone in situazioni simili in tutto il mondo.

Affrontare una diagnosi grave richiede un approccio multidimensionale che va ben oltre il trattamento medico. In qualità di infermiere, comprendere ed essere attrezzato per sostenere le dimensioni emotive, psicologiche e sociali della malattia è essenziale per migliorare la qualità di vita del paziente e sostenerlo al meglio in questa prova.

Supporto alla fine della vita e il lutto

Il sostegno alla fine della vita e il lutto sono fasi fondamentalmente umane, caratterizzate da un'intensa vulnerabilità. Questi momenti danno luogo a profonde riflessioni sulla vita, sulla morte e sull'impatto della nostra esistenza. Per un infermiere di ematologia, questi momenti sono incontri toccanti con la realtà della condizione umana.

Quando viene ricoverato un paziente con malattia ematologica terminale, l'approccio terapeutico cambia. Non si tratta più di combattere la malattia, ma di celebrare la vita rispettando la morte imminente. In questo contesto, la relazione tra curante e paziente si trasforma. Il tocco, lo sguardo, il silenzio e la parola acquisiscono una nuova profondità. I gesti medici diventano gesti d'amore, di rispetto e di omaggio alla dignità della persona.

I pazienti e le loro famiglie spesso cercano di dare un senso alla fine della vita. La presenza confortante e l'ascolto comprensivo dell'infermiere possono aiutarli a esplorare queste domande esistenziali. Offre uno spazio sicuro in cui esprimere paure, rimpianti, speranze e addii. Questo ruolo di facilitatore è essenziale, in quanto consente a ogni persona di trovare la pace interiore e di accettare l'inevitabile.

Ma il sostegno non si ferma al momento del decesso. La morte di un paziente riecheggia nei cuori delle persone rimaste. La famiglia, immersa nel lutto, deve affrontare l'assenza e ricostruire una vita senza la persona amata. Anche in questo caso, l'infermiere ha un ruolo da svolgere. Con la sua presenza discreta, può sostenere i propri cari nel processo di elaborazione del lutto, indirizzarli verso risorse adeguate o semplicemente offrire una spalla su cui piangere.

La morte, per quanto dolorosa, è parte integrante della nostra esistenza. Ci ricorda la nostra fragilità, ma anche il valore inestimabile di ogni momento che viviamo. L'assistenza alla fine della vita e il lutto non sono solo esperienze di perdita, ma anche di amore, resilienza e rinascita. E per gli infermieri, sono un promemoria della nobiltà della loro missione: essere al servizio della vita, in ogni fase.

Gestione e prevenzione dello stress
Il burnout per i professionisti

La gestione dello stress e la prevenzione del burnout sono problemi importanti per gli operatori sanitari. La pressione costante, le immense responsabilità e le pesanti emozioni associate a diagnosi gravi o alla perdita di pazienti possono portare all'esaurimento fisico, emotivo e mentale. In un reparto di ematologia, dove le malattie sono spesso complesse e la posta in gioco della vita e della morte è palpabile, queste sfide assumono una dimensione ancora più significativa.

Gli infermieri e gli operatori sanitari sono spesso paragonati ai maratoneti. Ma anche il corridore più forte ha bisogno di pause, recupero e supporto per evitare il sovraccarico e l'esaurimento. Il primo passo è riconoscere che lo stress non è una semplice debolezza, né è inevitabile. È il prodotto di una combinazione di fattori individuali, professionali e organizzativi.

La consapevolezza è essenziale. Riconoscere i primi segnali di burnout, come stanchezza cronica, irritabilità, riduzione dell'empatia o calo delle prestazioni, significa poter intervenire prima che sia troppo tardi. È anche fondamentale capire che prendersi cura di sé non è un lusso, ma una necessità. Il relax, gli hobby, le pause regolari dal lavoro e uno stile di vita sano sono tutti modi per ricaricare le batterie.

La comunicazione è un altro elemento chiave. Parlare delle proprie emozioni, preoccupazioni o dubbi con colleghi, superiori o professionisti esterni può alleviare il peso della vita quotidiana. Anche il sostegno reciproco tra colleghi è prezioso, in quanto crea un ambiente in cui tutti si sentono compresi e sostenuti.

A livello organizzativo, si possono organizzare corsi di formazione sulla gestione dello stress, gruppi di discussione e aree di relax. Anche il riconoscimento per un lavoro ben fatto, una gestione attenta e un orario di lavoro adeguato possono contribuire a un maggiore benessere sul lavoro.

Infine, è fondamentale tenere a mente il motivo per cui ha scelto questa professione. Ricollegarsi alla sua vocazione originaria, il desiderio di aiutare e prendersi cura, può aiutarla a superare i momenti difficili.

La gestione dello stress e la prevenzione del burnout per gli operatori sanitari sono essenziali per garantire non solo il loro benessere, ma anche un'assistenza ottimale ai pazienti. In un ambiente così impegnativo come quello dell'ematologia, ciò richiede un'attenzione costante, un sostegno reciproco e un impegno al miglioramento continuo.

Capitolo 7

PROGRESSI E INNOVAZIONI IN EMATOLOGIA

Ricerca clinica : prove in corso e implicazioni per l'infermiere

La ricerca clinica è alla base dei progressi della medicina. In ematologia, un campo ricco di innovazioni terapeutiche, gli studi clinici svolgono un ruolo essenziale nella scoperta di nuovi trattamenti e approcci per combattere varie malattie del sangue. Ma dove si collocano gli infermieri in questa dinamica?

Gli infermieri sono, infatti, al centro dell'attuazione degli studi clinici. Sono il ponte tra il paziente e il team di ricerca. Il loro ruolo è vario e va dalla raccolta dei dati all'educazione del paziente e alla somministrazione dei trattamenti sperimentali.

La prima responsabilità dell'infermiere è la sicurezza del paziente. Soprattutto, deve assicurarsi che il paziente comprenda appieno la natura della sperimentazione, i potenziali benefici e rischi, e che dia il consenso informato. La comprensione del protocollo di sperimentazione, delle dosi dei farmaci, della frequenza di somministrazione e dei potenziali effetti collaterali è essenziale.

Anche l'infermiere svolge un ruolo cruciale nella raccolta dei dati. Il rigore è essenziale. Qualsiasi cambiamento, sia nelle condizioni del paziente, sia negli effetti collaterali sperimentati o in altre osservazioni rilevanti, deve essere registrato con precisione. Questi dati sono fondamentali per valutare l'efficacia e la sicurezza del trattamento in fase di sperimentazione.

Anche la comunicazione è centrale. L'infermiere è spesso il primo punto di contatto con il paziente. Deve essere in grado di spiegare la natura della sperimentazione, rispondere alle domande, fugare le preoccupazioni e offrire sostegno emotivo. Inoltre, funge da intermediario tra il paziente e il team di ricerca, assicurando che qualsiasi preoccupazione o complicazione venga affrontata rapidamente.

La formazione continua è un requisito anche per gli infermieri coinvolti nella ricerca clinica. I protocolli di sperimentazione si evolvono, emergono nuovi trattamenti e gli infermieri devono mantenere aggiornate le loro conoscenze per garantire la migliore assistenza al paziente.

Infine, l'etica è fondamentale. I diritti, la sicurezza e il benessere dei pazienti sono di primaria importanza. Gli infermieri devono garantire il mantenimento dell'integrità dello studio, mettendo al contempo il paziente al centro delle loro preoccupazioni.
In conclusione, gli infermieri svolgono un ruolo importante negli studi clinici di ematologia. Assicurano il corretto svolgimento della sperimentazione, garantiscono la sicurezza del paziente e contribuiscono al progresso della medicina. Il loro ruolo è complesso e gratificante, poiché partecipano attivamente all'avvento di nuovi approcci terapeutici che miglioreranno la vita dei pazienti.

Terapie geniche e mirate: medicina personalizzata

La medicina del XXI secolo sta subendo una trasformazione senza precedenti, grazie all'emergere delle terapie geniche e mirate. L'approccio generalista al trattamento medico, in cui veniva prescritto lo stesso trattamento a tutti i pazienti affetti dalla stessa patologia, sta gradualmente lasciando il posto alla medicina personalizzata. Questa rivoluzione medica è particolarmente marcata in ematologia, dove il potenziale di questi nuovi approcci è enorme.

La terapia genica mira a introdurre, rimuovere o modificare geneticamente il materiale all'interno delle cellule di un individuo per trattare una malattia. Per esempio, nel caso di una malattia genetica in cui un gene è difettoso, la terapia genica può consentire di introdurre una copia sana di questo gene per ripristinare la normale funzione della cellula. Nel contesto dell'ematologia, le terapie geniche sono studiate per malattie come l'emofilia o alcune forme di anemia.

Le terapie **mirate,** invece, sono state progettate per colpire in modo specifico le cellule malate, risparmiando le cellule sane. Queste terapie sfruttano le differenze molecolari tra le cellule malate (come le cellule tumorali) e le cellule normali. Ad esempio, alcune terapie ematologiche mirate colpiscono le proteine espresse in modo specifico dalle cellule leucemiche, arrestandone la crescita o eliminandole direttamente.

La medicina personalizzata deriva da queste innovazioni. Riconosce che ogni paziente è unico e che la sua malattia, anche se ha lo stesso nome di quella di un altro paziente, può avere caratteristiche molto diverse a livello molecolare. Il trattamento di due pazienti affetti da leucemia, ad esempio, può variare in base alla genetica e alle caratteristiche molecolari delle loro cellule tumorali.

Questi progressi offrono grandi speranze, ma comportano anche nuove sfide. Il costo di queste terapie è spesso elevato e la loro disponibilità può essere limitata. Inoltre, richiedono una formazione approfondita per gli operatori sanitari e una stretta collaborazione tra medici, ricercatori e laboratori.

Per gli infermieri di ematologia, ciò significa tenersi aggiornati sugli ultimi progressi, comprendere i meccanismi d'azione di queste terapie ed essere in grado di spiegare questi trattamenti complessi ai pazienti e alle loro famiglie.

Devono anche essere attenti agli effetti collaterali specifici di queste nuove terapie e saperli gestire.

Le terapie geniche e mirate stanno ridefinendo il panorama della medicina e offrono prospettive terapeutiche innovative per molte malattie ematologiche. Gli infermieri, che sono al centro di questi sviluppi, hanno un ruolo fondamentale nel garantire l'efficacia e la sicurezza di questi trattamenti, assicurando al contempo che i pazienti ricevano un'assistenza personalizzata e umana.

Il futuro dell'ematologia: dalle aspettative alle speranze

L'ematologia, una disciplina medica dedicata allo studio del sangue, del midollo osseo e delle malattie che li colpiscono, è al crocevia di importanti innovazioni. Dal sequenziamento genomico all'immunoterapia, l'ematologia si sta preparando per promettenti progressi che potrebbero trasformare radicalmente il modo in cui diagnostichiamo, trattiamo e pensiamo alle malattie del sangue. Tenendo conto di questo futuro, è essenziale capire cosa ci aspettiamo dal futuro e le speranze che stanno guidando il campo.

Aspettative tecnologiche e cliniche
- **Sequenziamento genomico ad alto rendimento:** con l'avvento di tecniche di sequenziamento sempre più potenti, ci aspettiamo di comprendere meglio le anomalie genetiche alla base di molte malattie ematologiche. Questa conoscenza dettagliata permetterà di identificare nuovi bersagli terapeutici e di sviluppare trattamenti su misura.
- **Medicina rigenerativa:** i progressi nella biologia delle cellule staminali potrebbero aprire la strada alla

rigenerazione di tessuti o organi danneggiati, offrendo nuove opzioni per condizioni come l'anemia grave o l'aplasia midollare.

- **Innovazioni nei trapianti:** speriamo di migliorare le tecniche di trapianto di midollo osseo, di ridurre le complicazioni e di estendere questa opzione terapeutica a un maggior numero di pazienti, grazie a donatori compatibili più ampiamente disponibili.

Speranza per i pazienti e la società

- **Trattamenti meno invasivi:** La speranza è di sviluppare terapie più efficaci e meno fastidiose per il paziente, riducendo al minimo gli effetti collaterali e massimizzando l'efficacia.
- **Una migliore qualità di vita:** oltre a trattare le malattie stesse, l'obiettivo è offrire ai pazienti una migliore qualità di vita, gestendo i sintomi, riducendo il dolore e fornendo un adeguato supporto psicologico.
- **Accessibilità ed equità:** la speranza è che ogni paziente, indipendentemente dal luogo o dalla situazione finanziaria, possa beneficiare delle migliori opzioni terapeutiche disponibili. Ciò richiede una collaborazione globale per garantire un accesso equo al trattamento.
- **Educazione e consapevolezza:** con l'evoluzione del settore, è fondamentale sensibilizzare l'opinione pubblica sui progressi dell'ematologia, incoraggiare la donazione di sangue e midollo osseo e investire nella formazione degli operatori sanitari.

Il futuro dell'ematologia è luminoso, grazie ai progressi tecnologici e al desiderio collettivo di migliorare la vita dei pazienti. Ci sono ancora molte sfide da affrontare, ma con una stretta collaborazione tra ricercatori, medici, pazienti e politici, l'ematologia è sulla buona strada per raggiungere le sue più grandi aspirazioni.

Capitolo 8

CONSIGLI PRATICI E RISORSE PER GLI INFERMIERI DI EMATOLOGIA

Ulteriore formazione :
formazione e seminari

Il mondo medico, con i suoi costanti progressi nella ricerca, nella tecnologia e nell'assistenza clinica, richiede ai professionisti di aggiornare costantemente le proprie competenze. Per gli infermieri di ematologia, la formazione continua è più di una necessità: è una vocazione. La dedizione all'eccellenza clinica, al paziente e all'arte dell'assistenza richiede un apprendimento continuo. In questo capitolo, esploriamo l'importanza della formazione e dei seminari per gli infermieri di ematologia.

Perché la formazione continua è essenziale?
*   **Conoscenze in evoluzione**: il campo dell'ematologia è in costante evoluzione. Vengono fatte nuove scoperte, introdotte terapie innovative e aggiornati i protocolli.
*   **Migliorare le competenze cliniche**: la formazione approfondita consente agli infermieri di acquisire nuove competenze, di sviluppare quelle esistenti e di tenersi aggiornati sulle migliori pratiche.
*   **Sicurezza del paziente**: Tenendosi aggiornati sui metodi e sulle raccomandazioni più recenti, gli infermieri possono garantire un'assistenza ottimale e sicura ai pazienti.
*   **Realizzazione professionale**: la formazione continua favorisce la fiducia, la competenza e l'avanzamento di carriera.

Tipi di formazione e seminari
*   **Formazione clinica**: incentrata sulle competenze pratiche, copre argomenti come la somministrazione della chemioterapia, le cure palliative e le tecniche di biopsia.
*   **Seminari di ricerca**: queste sessioni forniscono aggiornamenti sui progressi della ricerca ematologica,

tra cui nuovi trattamenti, studi clinici e scoperte scientifiche.

- **Laboratori di comunicazione**: questi corsi si concentrano su competenze non tecniche ma essenziali, come la comunicazione con i pazienti, il lavoro di squadra e la gestione dello stress.
- **Webinar e formazione online**: grazie alla tecnologia, oggi è possibile accedere a molte risorse educative da remoto, offrendo flessibilità e diversità nei temi trattati.
- **Congressi e conferenze**: questi eventi su larga scala offrono l'opportunità di fare rete con altri professionisti, scambiare conoscenze e imparare da esperti mondiali.

Ottimizzare l'esperienza di formazione

- **Pianificazione**: identifichi le sue esigenze di formazione, si ponga degli obiettivi e cerchi le opportunità che meglio corrispondono alle sue aspirazioni.
- **Impegno attivo**: partecipare attivamente alle sessioni, porre domande e partecipare alle discussioni.
- **Applicazione pratica**: applichi quanto appreso il prima possibile per consolidare le sue conoscenze.
- **Condivisione della conoscenza**: trasmetta ciò che ha imparato ai suoi colleghi, creando un ambiente di apprendimento collettivo.

La strada verso l'eccellenza in ematologia è un viaggio continuo. Attraverso una formazione regolare e un impegno nell'apprendimento, gli infermieri di ematologia possono non solo migliorare la loro pratica clinica, ma anche arricchire la loro carriera e, soprattutto, fornire la migliore assistenza possibile ai loro pazienti.

Strumenti e applicazioni per facilitarne l'uso pratica quotidiana

In un mondo dominato dalla tecnologia, gli strumenti e le applicazioni digitali sono diventati compagni preziosi per gli operatori sanitari, compresi gli infermieri di ematologia. Questi strumenti possono semplificare molti aspetti della pratica quotidiana, dalla gestione dei pazienti alla formazione continua e alle comunicazioni interprofessionali. Ecco una panoramica delle innovazioni che stanno trasformando la pratica infermieristica in ematologia.

Gestione del paziente e follow-up medico
- **Cartelle cliniche elettroniche (EMR)**: forniscono un accesso rapido e sicuro alle informazioni del paziente, garantendo un coordinamento ottimale delle cure.
- **Applicazioni di monitoraggio del trattamento**: Questi strumenti aiutano i pazienti a tenere traccia dei loro farmaci, degli effetti collaterali e degli appuntamenti, fornendo al contempo agli infermieri una panoramica in tempo reale.
- **Piattaforme di teleconsulto**: consentono di consultare i pazienti a distanza, il che è particolarmente utile per monitorare i pazienti immunocompromessi o geograficamente lontani.

Comunicazione e collaborazione
- **Sistemi di messaggistica sicura**: Comunicare in modo riservato con i colleghi, condividere informazioni cliniche o discutere di casi.
- **Piattaforme di videoconferenza**: per riunioni di team, formazione a distanza o discussioni con specialisti.

Risorse formative ed educative
- **Applicazioni di formazione continua**: offrono moduli di apprendimento, video, quiz e altre risorse per tenerla aggiornata.

- **Biblioteche digitali:** accesso ad articoli di ricerca, riviste professionali e linee guida cliniche aggiornate.
- **Podcast e webinar specialistici:** Per una formazione in movimento, che copre una varietà di argomenti di ematologia.

Gestione del tempo e organizzazione

- **Agende digitali:** pianifica appuntamenti, compiti e promemoria.
- **Applicazioni per appunti e liste di** cose da fare: per annotare informazioni, idee o compiti importanti.
- **Strumenti per la gestione dello stress e del benessere:** meditazione guidata, tecniche di respirazione e monitoraggio dell'umore per sostenere la salute mentale degli assistenti.

Altri strumenti pratici

- **Convertitori e calcolatori medici:** per dosaggi di farmaci, conversioni di unità o indici specifici per l'ematologia.
- **Applicazioni di interazione farmacologica:** per verificare rapidamente la compatibilità dei trattamenti.
- **Strumenti di informazione per i pazienti:** Per fornire ai pazienti informazioni chiare e affidabili sulle loro condizioni, sui trattamenti e sulle cure.

Integrando questi strumenti e applicazioni nella loro pratica quotidiana, gli infermieri di ematologia possono migliorare l'efficienza, la sicurezza e la qualità dell'assistenza che forniscono. Tuttavia, è fondamentale garantire sempre la riservatezza dei dati e il rispetto degli standard di cura. Con la giusta formazione e un uso accorto, queste innovazioni tecnologiche possono davvero trasformare la pratica infermieristica moderna.

Reti di supporto
e associazioni professionali

Le reti di supporto e le associazioni professionali svolgono un ruolo cruciale nel campo dell'ematologia e per gli infermieri che vi lavorano. Non solo forniscono un supporto professionale ed emotivo, ma sono anche una fonte preziosa di formazione, condivisione di conoscenze e opportunità di networking. Scopriamo come queste strutture migliorano il lavoro dell'infermiere di ematologia.

L'importanza delle reti di supporto
- **Scambio di conoscenze**: i forum, i gruppi di discussione e le riunioni consentono agli infermieri di condividere le loro esperienze, affrontare casi complessi e imparare gli uni dagli altri.
- **Sostegno emotivo**: gli operatori sanitari, in particolare nelle specialità impegnative come l'ematologia, possono trovarsi di fronte a situazioni stressanti. Avere una rete con cui discutere, sfogarsi o chiedere consiglio è prezioso.
- **Mentoring e coaching**: i nuovi arrivati nel settore possono beneficiare dei consigli e della guida di professionisti esperti.

Associazioni professionali: un pilastro per gli infermieri
- **Formazione continua e training**: queste associazioni organizzano spesso workshop, conferenze e webinar su temi attuali e rilevanti.
- **Lobbying e rappresentanza**: possono difendere i diritti degli infermieri, influenzare la politica sanitaria o proporre miglioramenti nella pratica professionale.
- **Risorse e pubblicazioni**: accesso a riviste specializzate, linee guida cliniche e altre risorse professionali.
- **Opportunità di networking**: le conferenze e gli eventi organizzati da queste associazioni offrono

un'opportunità unica per incontrare colleghi, stabilire contatti professionali e conoscere i progressi del settore.

Alcune associazioni rinomate
- **La Società Internazionale di Ematologia**: si dedica alla promozione e alla diffusione delle conoscenze sulle malattie del sangue.
- **Associazione degli Infermieri in Ematologia e Oncologia**: specificamente per gli infermieri, offre formazione, risorse e una rete di supporto.
- **Gruppi di sostegno locali**: in molti Paesi o regioni, esistono associazioni o gruppi di sostegno specifici dedicati all'ematologia.

Per gli infermieri di ematologia, l'impegno attivo nelle reti di supporto e nelle associazioni professionali è essenziale. Non solo forniscono risorse preziose per la pratica clinica, ma offrono anche una comunità di colleghi con cui condividere, imparare e crescere. In definitiva, affidandosi a queste reti, gli infermieri possono migliorare l'erogazione delle cure, il benessere personale e la carriera professionale.

Capitolo 9

I PAZIENTI
E
LE LORO FAMIGLIE :
ASSISTENZA
COMPLETA

L'importanza della relazione assistenza infermieristica in ematologia

Il rapporto tra curante e paziente è un pilastro essenziale in tutti i settori della medicina. In ematologia, dove i pazienti devono spesso affrontare diagnosi gravi e trattamenti lunghi e talvolta complessi, questa relazione assume una dimensione particolarmente profonda e significativa. Scopriamo perché questa relazione è così cruciale in ematologia.

La vulnerabilità dei pazienti di ematologia
I pazienti di ematologia devono spesso affrontare malattie potenzialmente letali come la leucemia, il linfoma o altri disturbi del sangue. Il loro percorso medico può comportare procedure invasive come biopsie del midollo osseo, trasfusioni di sangue ricorrenti o persino trapianti di cellule staminali.
- **Bisogno di informazioni**: questi pazienti hanno bisogno di una comunicazione chiara sulla loro diagnosi, sulle opzioni di trattamento e sulle loro implicazioni. Capire la loro malattia e il suo trattamento li aiuta ad affrontare meglio questo periodo difficile.
- **Emozioni intense**: possono emergere paura, ansia, rabbia e talvolta anche senso di colpa. Un assistente comprensivo e di supporto può aiutare a superare questi sentimenti.

L'infermiera: un punto di riferimento costante
Gli infermieri sono spesso il principale punto di contatto con i pazienti, essendo presenti in ogni fase del processo medico.
- **Fiducia reciproca**: i pazienti devono fidarsi dell'infermiere per sentirsi sicuri e seguire le raccomandazioni terapeutiche. Viceversa, l'infermiere

deve fidarsi del paziente per seguire le istruzioni ed esprimere le sue preoccupazioni.

- **Ascolto attivo**: gli infermieri di ematologia devono essere formati all'ascolto attivo, offrendo uno spazio in cui i pazienti possano esprimere le loro paure, speranze e preoccupazioni.

Umanità ed empatia
L'empatia è essenziale nel rapporto tra curante e paziente. Ogni paziente è unico e la comprensione della sua situazione personale, culturale e sociale è fondamentale.

- **Oltre la malattia**: vedere il paziente non solo come una malattia da curare, ma come una persona con aspirazioni, sogni e paure.
- **Sostegno** : Nei momenti più bui, come quando si annuncia una ricaduta o delle complicazioni, la presenza empatica di un assistente può offrire un sostegno inestimabile.

Impatto sui risultati medici
Una buona relazione caregiver-paziente può persino influenzare i risultati medici.

- **Aderenza al trattamento**: un paziente che si sente sostenuto e compreso ha maggiori probabilità di seguire il piano terapeutico.
- **Individuazione precoce delle complicazioni**: Una comunicazione aperta consente di individuare precocemente gli effetti collaterali o le complicazioni.

Il rapporto medico-paziente in ematologia è una danza delicata tra scienza medica e umanità. Si tratta di una partnership basata sulla fiducia reciproca, sull'empatia e sul rispetto. In un campo in cui la posta in gioco è così alta, la qualità di questa relazione può fare la differenza, sia per il benessere del paziente che per l'efficacia del trattamento. Per gli infermieri di ematologia, investire tempo e sforzi in questa relazione non è solo un obbligo professionale, ma anche un'opportunità unica di fare la differenza nella vita dei loro pazienti.

Educare i pazienti e le loro famiglie sulla malattia e sul suo trattamento

Educare i pazienti e le loro famiglie sulla malattia e sul trattamento è un ruolo centrale dell'infermiere di ematologia. Questa educazione è fondamentale non solo per una migliore comprensione della malattia, ma anche per garantire la compliance al trattamento, gestire le aspettative e ridurre l'ansia. Ecco una panoramica di questo aspetto essenziale dell'assistenza.

Diagnosi: un punto di svolta per il paziente e la famiglia
La notizia di una diagnosi ematologica, che si tratti di leucemia, linfoma o di un'altra malattia del sangue, può sconvolgere il mondo del paziente e della sua famiglia. Le emozioni si riversano: shock, negazione, paura, confusione.

- **La prima fase**: l'infermiere deve fornire informazioni chiare sulla malattia stessa, la sua causa, il suo possibile decorso e le sue implicazioni.
- **Linguaggio**: è fondamentale utilizzare un linguaggio adatto al livello di comprensione del paziente e della famiglia, evitando un gergo medico troppo complesso.

Comprendere il trattamento
Il processo di trattamento ematologico può essere lungo, complesso e talvolta doloroso.

- **Opzioni di trattamento**: ogni malattia può avere diversi approcci terapeutici. L'infermiere spiega le diverse opzioni, i loro vantaggi, gli svantaggi e i potenziali effetti collaterali.

- **Durata e piano**: i pazienti devono avere un'idea del calendario - quanto durerà il trattamento, quante visite ospedaliere saranno necessarie, ecc.

Gestire gli effetti collaterali
La maggior parte dei trattamenti ematologici ha effetti collaterali.

- **Informazioni preventive**: prima di iniziare il trattamento, informi il paziente sugli effetti collaterali comuni e su come gestirli.
- **Segnali di avvertimento**: sottolineare i sintomi o le reazioni che richiedono un'attenzione medica immediata.

Coinvolgimento della famiglia
Coinvolgere attivamente la famiglia nel processo educativo ha molti vantaggi.

- **Sostegno emotivo**: una famiglia informata può offrire un supporto più adeguato al paziente.
- **Aiuto pratico**: la famiglia può aiutare a gestire i farmaci, a riconoscere gli effetti collaterali o a fornire il trasporto in ospedale.

Risorse e materiali didattici
L'uso di opuscoli, video o siti web affidabili può integrare le spiegazioni verbali.

- **Ausili visivi**: diagrammi, modelli o animazioni possono aiutare a spiegare concetti complessi.
- **Gruppi di sostegno**: indirizzare i pazienti e le famiglie verso gruppi di sostegno locali o associazioni di pazienti può fornire una piattaforma di scambio e condivisione.

Educare i pazienti e le loro famiglie è un approccio olistico. Non si tratta solo di trasmettere informazioni mediche, ma anche di rassicurare, stabilire un rapporto di fiducia e coinvolgere attivamente il paziente nella sua cura. È un'enorme responsabilità, ma anche un'opportunità per gli infermieri di avere un impatto profondo sulla vita dei pazienti e delle loro famiglie, guidandoli attraverso le sfide della malattia e del trattamento.

La dimensione culturale ed etica in ematologia

Le dimensioni culturali ed etiche dell'ematologia trascendono la semplice pratica medica. Questi aspetti, che a volte vengono trascurati o sottovalutati, possono avere una profonda influenza sul modo in cui i pazienti vengono assistiti e sulla loro esperienza della malattia. Come si manifestano queste dimensioni in ematologia e come gli operatori sanitari possono essere sensibili ad esse?

La dimensione culturale in ematologia
- **Diversità di credenze**: i pazienti provengono da diverse culture, religioni e tradizioni. Ogni cultura ha una propria percezione della malattia, della salute, della vita e della morte.
- **Pratiche tradizionali**: alcuni pazienti possono utilizzare rimedi tradizionali o rituali culturali accanto al trattamento medico. Comprendere e rispettare queste scelte è fondamentale.
- **Comunicazione**: le barriere linguistiche possono essere un problema. Avere accesso a interpreti o risorse tradotte è essenziale per garantire una comunicazione chiara ed efficace.
- **Considerazioni dietetiche**: alcune diete culturali o religiose possono avere implicazioni per l'alimentazione del paziente, in particolare durante il trattamento.

Questioni etiche in ematologia

- **Consenso informato**: assicurarsi che i pazienti comprendano appieno le implicazioni del loro trattamento, i rischi associati e le altre opzioni disponibili.
- **Riservatezza**: il rispetto della privacy e la riservatezza delle informazioni mediche dei pazienti sono fondamentali.
- **Fine vita e cure palliative**: Le decisioni riguardanti la fine della vita, in particolare l'interruzione del trattamento o l'introduzione di misure di supporto, devono essere prese con sensibilità, tenendo conto dei desideri del paziente e della sua famiglia.
- **Accesso alle cure**: in alcuni contesti, l'accesso a trattamenti costosi o all'avanguardia può sollevare questioni etiche, in particolare per quanto riguarda il modo in cui queste risorse vengono assegnate.

Integrazione della cultura e dell'etica nella pratica clinica

- **Formazione continua**: gli infermieri e gli altri operatori sanitari devono ricevere una formazione continua sulle questioni culturali ed etiche.
- **Ascolto attivo**: si prenda il tempo di ascoltare le preoccupazioni, le convinzioni e i valori dei pazienti.
- **Comitati etici**: avere accesso ai comitati etici degli ospedali può aiutare a gestire situazioni complesse o ambigue.
- **Politiche di inclusione**: la promozione di una cultura dell'inclusione e della diversità all'interno delle istituzioni mediche garantisce il riconoscimento e il rispetto delle esigenze culturali dei pazienti.

L'ematologia, come tutti i campi medici, non si limita alla biologia o alla fisiologia. Si trova all'intersezione tra scienza, cultura ed etica. Riconoscendo e rispettando la dimensione culturale ed etica dell'assistenza, gli operatori sanitari possono offrire un'assistenza più olistica, empatica e personalizzata, rispondendo non solo alle esigenze fisiologiche dei pazienti, ma anche a quelle emotive, spirituali e culturali.

Capitolo 10

FARMACOLOGIA SPECIFICA IN EMATOLOGIA

Farmaci essenziali : indicazioni, controindicazioni e gli effetti collaterali

I farmaci ematologici coprono un'ampia gamma di patologie, dalla semplice anemia ai tumori del sangue più complessi come la leucemia o il linfoma. È essenziale che gli infermieri comprendano le indicazioni, le controindicazioni e gli effetti collaterali dei farmaci che somministrano. Ecco una sintesi di alcuni farmaci ematologici chiave, anche se si tratta solo di una parte di quelli disponibili.

1. Agenti alchilanti (ad esempio, ciclofosfamide)
   * *Indicazioni*: trattamento di diversi tumori, tra cui leucemia, linfoma e mieloma.
   * *Controindicazioni*: Allergie note, alcuni disturbi renali o epatici.
   * *Effetti collaterali*: soppressione del midollo osseo, nausea, perdita di capelli, tossicità renale.
2. Antimetaboliti (ad esempio, metotrexato)
   * *Indicazioni* : Leucemia acuta, linfoma.
   * *Controindicazioni*: gravidanza, allattamento, grave insufficienza epatica o renale.
   * *Effetti collaterali*: tossicità epatica, ulcere della bocca, diarrea.
3. Antibiotici antitumorali (ad esempio, Doxorubicina)
   * *Indicazioni* : Vari tipi di cancro, compresi alcuni linfomi.
   * *Controindicazioni*: insufficienza cardiaca, disturbi del ritmo.
   * *Effetti collaterali*: tossicità cardiaca, perdita di capelli, mielosoppressione.
4. Agenti di supporto (ad esempio, l'epoetina)
   * *Indicazioni* : Anemia associata a insufficienza renale cronica o chemioterapia.

- *Controindicazioni*: ipertensione non controllata, storia di trombosi.
- *Effetti collaterali*: ipertensione, rischio di coaguli di sangue, dolori articolari.

5. Inibitori della tirosin-chinasi (ad esempio, Imatinib)
   - *Indicazioni* : Leucemia mieloide cronica, alcuni altri tipi di cancro.
   - *Controindicazioni*: Allergia nota al farmaco.
   - *Effetti collaterali*: edema, nausea, eruzioni cutanee, dolore muscolare.

6. Corticosteroidi (ad esempio Prednisone)
   - *Indicazioni*: Diverse patologie ematologiche, come la malattia di Hodgkin e la leucemia linfatica cronica.
   - *Controindicazioni*: infezioni attive non trattate, ulcere peptiche.
   - *Effetti collaterali*: aumento dell'appetito, insonnia, sbalzi d'umore, osteoporosi a lungo termine.

Questa panoramica dei farmaci essenziali in ematologia evidenzia la necessità per gli operatori sanitari di avere una conoscenza approfondita della farmacologia. I farmaci ematologici possono essere potenti e avere effetti collaterali significativi. Una somministrazione prudente, un monitoraggio attento e un'adeguata educazione del paziente sono essenziali per garantire la sicurezza del paziente e massimizzare l'efficacia del trattamento.

I progressi in terapie mirate

Le terapie mirate hanno rivoluzionato il trattamento delle malattie ematologiche. A differenza della chemioterapia tradizionale, che attacca indiscriminatamente tutte le cellule in rapida divisione, le terapie mirate attaccano specificamente le molecole coinvolte nella crescita e nella sopravvivenza delle cellule tumorali. Questo riduce il danno causato alle cellule sane, offrendo un profilo di effetti collaterali più tollerabile.

1. Inibitori della tirosin-chinasi (TKI)
   - *Esempio*: Imatinib, utilizzato principalmente per la leucemia mieloide cronica (CML).
   - *Meccanismo d'azione*: questi farmaci bloccano l'attività delle protein tirosin-chinasi, che svolgono un ruolo essenziale nella segnalazione cellulare e nella crescita delle cellule tumorali.
   - *Vantaggi*: una risposta di lunga durata con un profilo di effetti collaterali relativamente lieve, soprattutto se confrontato con la chemioterapia tradizionale.
2. Inibitori di BCL-2
   - *Esempio*: Venetoclax, utilizzato per la leucemia linfatica cronica (LLC).
   - *Meccanismo d'azione*: la BCL-2 è una proteina che impedisce alle cellule tumorali di morire. Il Venetoclax inibisce questa proteina, provocando la morte delle cellule tumorali.
   - *Benefici*: notevolmente efficace, soprattutto se combinato con altre terapie.
3. Inibitori della via PI3K/AKT/mTOR
   - *Esempio*: Idelalisib, utilizzato per alcuni tipi di linfoma.
   - *Meccanismo d'azione*: mira alla via PI3K, essenziale per la sopravvivenza e la proliferazione delle cellule tumorali.
   - *Vantaggi*: offre una nuova opzione per i pazienti resistenti ad altri trattamenti.
4. Inibitori di PARP
   - *Esempio*: Olaparib, utilizzato in alcuni tumori solidi, ma in fase di studio anche per la leucemia.
   - *Meccanismo d'azione*: impedisce alle cellule tumorali di riparare il loro DNA, portandole alla morte.
   - *Vantaggi*: particolarmente efficace nei pazienti con determinate mutazioni genetiche.

5. Terapie di immunoconiugazione
- *Esempio*: Brentuximab vedotin, per il trattamento del linfoma di Hodgkin.
- *Meccanismo d'azione*: combina un anticorpo specifico con una tossina. L'anticorpo si rivolge a una proteina sulle cellule tumorali, consegnando la tossina direttamente alla cellula.
- *Vantaggi*: attacco preciso alle cellule tumorali, riducendo al minimo i danni alle cellule sane.

I progressi nelle terapie mirate offrono nuove speranze ai pazienti affetti da malattie ematologiche. Consentono trattamenti più specifici, riducono gli effetti collaterali e possono essere utilizzate da sole o in combinazione con altre terapie. La ricerca in questo campo è dinamica, con la speranza di scoprire nuovi bersagli e sviluppare terapie ancora più efficaci.

Amministrazione e gestione dei farmaci: precauzioni e buone pratiche

La somministrazione e la gestione dei farmaci è una parte cruciale del ruolo infermieristico, in particolare in ematologia, dove i pazienti possono ricevere trattamenti complessi e potenti. Gli errori di somministrazione dei farmaci possono avere conseguenze gravi, quindi è essenziale seguire pratiche rigorose per garantire la sicurezza del paziente.

1. I "Cinque Buoni
Questa è una regola fondamentale della somministrazione di farmaci:
- *Buon paziente* : Verificare sempre l'identità del paziente.
- *Il farmaco giusto*: Si assicuri di avere il farmaco giusto.

- *Dose corretta*: verificare che la dose sia corretta.
- *Via corretta*: confermi di utilizzare la via di somministrazione corretta (orale, endovenosa, ecc.).
- *Il momento giusto*: Somministrare il farmaco al momento giusto.

2. Comprendere il farmaco
   - Conoscere il farmaco, le sue indicazioni, le controindicazioni, i potenziali effetti collaterali e le interazioni farmacologiche.
   - Faccia attenzione ai farmaci che richiedono una diluizione speciale o una somministrazione prolungata nel tempo.

3. Preparazione adeguata
   - Preparare i farmaci in un ambiente tranquillo e senza interruzioni, per ridurre al minimo gli errori.
   - Utilizzi dispositivi di misurazione precisi per i farmaci liquidi.

4. Monitoraggio del paziente
   - Monitorare il paziente per eventuali reazioni allergiche o effetti collaterali dopo la somministrazione.
   - Conoscere i segni vitali di base del paziente prima della somministrazione, soprattutto se il farmaco può influenzare questi parametri.

5. Documentazione completa
   - Documentare immediatamente dopo la somministrazione.
   - Includere il nome del farmaco, la dose, la via, l'ora e qualsiasi osservazione rilevante.

6. Comunicazione efficace
   - Informare il paziente sul farmaco che sta per ricevere, sul suo scopo e sui potenziali effetti collaterali.
   - Contatti l'équipe di assistenza in caso di dubbi o anomalie.

7. Precauzioni con i farmaci ad alto rischio
   - I farmaci come la chemioterapia richiedono precauzioni specifiche, come l'uso di dispositivi di protezione personale durante la preparazione e la somministrazione.

- Alcuni farmaci possono richiedere uno stretto monitoraggio del paziente, come il prelievo regolare di sangue.

8. Educazione continua
   - Si tenga aggiornato sulle nuove raccomandazioni, sulle modifiche dei protocolli o sull'introduzione di nuovi farmaci.

9. Incoraggiare la partecipazione del paziente
   - I pazienti ben informati possono essere partner attivi nella loro cura. Li incoraggi a fare domande e a segnalare eventuali effetti avversi.

10. Essere vicino alla farmacia
    - Stabilisca una buona comunicazione con il reparto di farmacia, in quanto i farmacisti sono una risorsa inestimabile per le domande relative ai farmaci.

La somministrazione sicura dei farmaci è essenziale per garantire il benessere dei pazienti. Ciò richiede una combinazione di conoscenze, attenzione ai dettagli, buone pratiche e comunicazione. Nel campo dell'ematologia, con le sue terapie complesse e mirate, queste precauzioni sono ancora più cruciali.

Capitolo 11

QUALITÀ DI VITA DEL PAZIENTE

Le sfide della vita quotidiana e l'adattamento alla malattia

Vivere con una malattia ematologica può presentare sfide multidimensionali, dai sintomi fisici allo sconvolgimento emotivo. Per i pazienti e le loro famiglie, adattarsi alla malattia significa spesso rimodellare la vita quotidiana e rivalutare le priorità.

1. Sintomi e limitazioni fisiche
   - **Stanchezza**: uno dei sintomi più comuni, la stanchezza può limitare fortemente l'attività quotidiana. Non si tratta di una semplice sensazione di sonnolenza, ma di una profonda stanchezza che non sempre migliora con il riposo.
   - **Dolore**: il dolore cronico può essere una realtà, che richiede una gestione sia farmacologica che non farmacologica.
   - **Effetti collaterali del trattamento**: nausea, perdita di capelli e neuropatia, tra gli altri, possono influire sulla qualità della vita.
2. Adattamenti emotivi e psicologici
   - **Paura e ansia**: la paura della progressione della malattia, dei trattamenti o dell'ignoto è comune. Le sedute di terapia, i gruppi di sostegno e le tecniche di rilassamento possono aiutare.
   - **Depressione**: di fronte alla malattia, alcune persone possono provare un senso di impotenza o di tristezza persistente.
   - **Autostima**: i cambiamenti e le limitazioni del corpo possono influenzare la percezione di sé.
3. Impatto sociale e relazionale
   - **Isolamento: a causa dei** sintomi o della necessità di proteggere il sistema immunitario, alcuni pazienti possono sentirsi isolati.

- **Dinamiche familiari**: i ruoli all'interno della famiglia possono cambiare. Un coniuge o un figlio possono diventare assistenti, ad esempio.
- **Relazioni intime**: la malattia e il trattamento possono influire sulla libido e sull'immagine del corpo, influenzando le relazioni intime.

4. Sfide professionali
- **Capacità lavorativa**: a seconda della gravità della malattia e degli effetti del trattamento, potrebbe essere necessario ridurre l'orario di lavoro o prendere un congedo medico.
- **Discriminazione sul lavoro**: sebbene sia illegale in molti Paesi, alcuni pazienti possono subire discriminazioni a causa della loro malattia.

5. Adattamenti pratici
- **Dieta e alimentazione**: una dieta sana può aiutare a gestire alcuni sintomi e a rafforzare l'immunità.
- **Esercizio fisico**: un esercizio fisico adeguato può migliorare la forza, la resistenza e il benessere mentale.
- **Pianificazione**: avere un calendario per gli appuntamenti medici, i farmaci e il riposo può aiutare a strutturare la giornata.

6. Aspetti finanziari
- **Spese mediche**: trattamenti, consulenze e farmaci possono essere costosi, anche con l'assicurazione.
- **Perdita di reddito**: se il paziente o il caregiver deve lavorare meno o smettere di lavorare, questo può avere un impatto sul reddito familiare.

L'adattamento alla vita con una malattia ematologica è un viaggio, non una destinazione. Ogni paziente e famiglia affronterà queste sfide in modo diverso. L'aiuto è disponibile in molte forme, dai professionisti del settore medico ai gruppi di sostegno e alle terapie complementari. La chiave è cercare sostegno, fare domande e ricordare che non deve affrontare queste sfide da solo.

Riabilitazione e fisioterapia
per i pazienti ematologici

La riabilitazione e la fisioterapia svolgono un ruolo cruciale nella gestione dei pazienti con malattie ematologiche. Sebbene queste malattie colpiscano principalmente il sistema sanguigno e linfatico, il loro impatto sull'organismo può essere vasto e multidimensionale, richiedendo approcci terapeutici integrativi per migliorare la qualità di vita del paziente.

1. Riabilitazione: una panoramica
La riabilitazione mira ad aiutare i pazienti a recuperare o mantenere un livello ottimale di funzionamento fisico, emotivo e sociale, nonostante le sfide imposte dalla malattia.

- **Valutazione iniziale**: comporta una valutazione completa del livello di funzionalità del paziente, tra cui mobilità, forza, resistenza, dolore, capacità respiratoria e benessere emotivo.
- **Obiettivi individualizzati**: in base alla valutazione, vengono fissati obiettivi specifici e raggiungibili per ogni paziente.

2. Fisioterapia

- **Migliorare la mobilità**: i pazienti possono soffrire di rigidità articolare o debolezza muscolare a causa dell'inattività, soprattutto dopo lunghi periodi di degenza in ospedale. I fisioterapisti aiutano a mobilitare le articolazioni e a rafforzare i muscoli.
- **Gestione del dolore**: per gestire il dolore si possono utilizzare tecniche come la termoterapia, la crioterapia, gli ultrasuoni o la terapia manuale.
- **Terapia respiratoria**: alcuni pazienti possono richiedere esercizi di respirazione per migliorare la capacità polmonare, soprattutto se hanno avuto

infezioni polmonari o se la malattia influisce sulla funzionalità polmonare.

3. Attività di vita quotidiana (ADL)

I terapisti occupazionali lavorano con i pazienti per aiutarli a riprendere le attività della vita quotidiana, come vestirsi, cucinare o anche compiti più complessi come il ritorno al lavoro.

4. Adattamento emotivo e sociale

La riabilitazione non riguarda solo il corpo. Gli assistenti sociali, gli psicologi e altri professionisti possono aiutare i pazienti ad adattarsi emotivamente alla loro malattia, a gestire l'ansia e la depressione e a superare le sfide sociali, come il ritorno al lavoro o l'adattamento alla vita familiare.

5. Educazione del paziente

È fondamentale che i pazienti comprendano la loro malattia, i trattamenti e il modo in cui questi possono influire sul loro corpo. L'educazione può aiutarli a prendere parte attiva alla loro riabilitazione.

6. Workshop di gruppo

Questi workshop possono trattare argomenti come l'alimentazione, la gestione dello stress, l'attività fisica adattata, ecc. Inoltre, offrono ai pazienti l'opportunità di discutere e sostenersi a vicenda.

7. Monitoraggio a lungo termine

La riabilitazione non si ferma quando i pazienti lasciano l'ospedale. Un monitoraggio regolare assicura che i pazienti continuino a fare progressi e ad adattarsi alla loro vita quotidiana.

La riabilitazione e la fisioterapia sono essenziali per garantire ai pazienti con malattie ematologiche la migliore qualità di vita possibile. Prendendo in considerazione l'intera persona, questi interventi mirano a ripristinare la funzionalità, la fiducia in se stessi e l'autonomia, consentendo ai pazienti di vivere appieno la loro vita nonostante la malattia.

Nutrizione e dietetica in ematologia

L'alimentazione svolge un ruolo fondamentale nella cura dei pazienti affetti da malattie ematologiche. Una dieta equilibrata e appropriata può non solo aiutare ad alleviare alcuni degli effetti collaterali del trattamento, ma anche rafforzare il sistema immunitario, migliorare la guarigione e promuovere il benessere generale.

1. Perché la nutrizione è fondamentale?
   * **Supporto al trattamento**: i trattamenti ematologici, in particolare la chemioterapia, possono essere molto impegnativi per l'organismo. Un'alimentazione adeguata fornisce energia e nutrienti essenziali per sostenere l'organismo durante questo periodo.
   * **Rafforzare il sistema immunitario**: una dieta equilibrata può aiutare a rafforzare il sistema immunitario, il che è fondamentale per i pazienti ematologici che possono essere più suscettibili alle infezioni.
2. Sfide nutrizionali in ematologia
   * **Perdita di appetito**: comune ad alcuni trattamenti, può essere dovuta a nausea, cambiamenti del gusto o altri effetti collaterali.
   * **Disturbi digestivi**: possono verificarsi nausea, vomito, diarrea o costipazione.
   * **Aumento del fabbisogno energetico**: la lotta contro la malattia può aumentare il fabbisogno energetico dell'organismo.
3. Raccomandazioni dietetiche
   * **Proteine**: cruciali per la riparazione e la costruzione dei tessuti, nonché per la funzione immunitaria. Fonti: carne magra, pesce, uova, legumi, latticini.

- **Carboidrati:** forniscono energia. Preferisca i carboidrati complessi, come i cereali integrali.
- **Grassi:** opti per fonti salutari come avocado, noci, olio d'oliva e pesce grasso.
- **Vitamine e minerali:** cruciali per la guarigione e la funzione immunitaria. Una dieta varia è fondamentale.

4. Idratazione

L'idratazione è essenziale, soprattutto per aiutare eliminare le tossine e i farmaci dal corpo.

5. Alimenti da evitare
- **Cibi non pastorizzati o crudi: a causa dell'**aumento del rischio di infezione.
- **Alcool:** può interagire con alcuni farmaci e indebolire il sistema immunitario.
- **Cibi molto dolci o salati:** Possono esacerbare alcuni effetti collaterali come la ritenzione idrica.

6. Consigli pratici
- **Mangiare pasti più piccoli:** se la perdita di appetito è un problema, opti per pasti più piccoli e più frequenti.
- **Arricchimento calorico:** se l'aumento di peso è difficile, arricchisca i pasti con integratori nutrizionali.
- **Integratori:** da discutere con il medico o il dietologo. Alcuni possono essere utili, mentre altri possono interferire con il trattamento.

7. Lavorare con un dietologo
- **Un dietologo specializzato** in oncologia o ematologia può fornire una consulenza personalizzata e aiutare a elaborare un piano nutrizionale su misura.

L'alimentazione in ematologia è una pietra miliare del trattamento e del recupero. Ogni paziente è unico, quindi è fondamentale avere i consigli giusti, ascoltare il proprio corpo e lavorare a stretto contatto con gli operatori sanitari per garantire un'alimentazione ottimale durante il trattamento.

Capitolo 12

CASI CLINICI
E
STUDI
DI SITUAZIONE

Analisi di casi complessi
e come rispondere

L'ematologia è un campo complesso, con pazienti che spesso presentano sintomi polimorfici e diagnosi che richiedono un approccio multidimensionale. In questo capitolo, esploreremo l'analisi di casi ematologici complessi, concentrandoci sulla metodologia per affrontare e risolvere queste situazioni.

1. Comprendere la complessità
- **Sintomi multipli**: un paziente può presentare una combinazione di sintomi che non corrispondono chiaramente a una singola malattia.
- **Interazioni farmacologiche**: i pazienti ematologici assumono spesso diversi farmaci, che possono interagire tra loro o con la malattia stessa.

2. Metodologia di approccio
- **Raccogliere informazioni**: fare un'anamnesi dettagliata, compresa la storia medica, i farmaci, i sintomi attuali e la loro progressione.
- **Esame clinico**: è fondamentale effettuare un esame fisico approfondito, prestando attenzione ai segni clinici più sottili.
- **Indagini**: gli esami di laboratorio, le biopsie e la diagnostica per immagini, tra gli altri, possono fornire informazioni essenziali.

3. Risolvere casi complessi
- **Collaborazione interprofessionale**: il coinvolgimento di specialisti di altre discipline mediche può apportare una prospettiva diversa o competenze specialistiche.
- **Revisione della letteratura**: in alcuni casi, può essere utile cercare nella letteratura medica casi simili o raccomandazioni basate sull'evidenza.

- **Consultazione con i colleghi**: discutere il caso con i colleghi o durante le riunioni cliniche può portare nuove idee o esperienze simili.
- **Follow-up regolare**: in alcuni casi, la diagnosi potrebbe non essere immediatamente evidente. Un attento monitoraggio del paziente ci permette di osservare l'evoluzione dei sintomi e di adattare l'approccio diagnostico.

4. Esempi di casi complessi
- **Leucemia con sintomi neurologici atipici**: come distinguere tra complicazioni della malattia, effetti collaterali dei farmaci o un'altra patologia concomitante?
- Anemia refrattaria con eccesso di blasti (RAEB) nel contesto di un'altra malattia autoimmune: come si possono gestire entrambe le condizioni contemporaneamente senza esacerbare l'una o l'altra?

5. L'importanza della comunicazione
- **Con il paziente**: spiegare chiaramente le incertezze, i passi successivi e rassicurare il paziente rimanendo trasparente.
- **Con la famiglia**: tenga informata la famiglia, soprattutto quando è coinvolta nella cura del paziente.
- **Con il team di cura**: garantire una comunicazione chiara e regolare con tutti i membri del team di cura per assicurare un'assistenza coordinata.

I casi complessi di ematologia mettono alla prova le competenze diagnostiche e terapeutiche degli operatori sanitari. Tuttavia, con un approccio metodico, una stretta collaborazione tra professionisti e una comunicazione trasparente con i pazienti e le loro famiglie, queste sfide possono essere affrontate, portando a una cura ottimale del paziente.

Dilemmi etici comuni e riflessioni

I dilemmi etici sono situazioni in cui è difficile determinare l'azione migliore da intraprendere a causa di principi morali o etici contrastanti. In ematologia, dove le decisioni possono influenzare la qualità della vita, la durata della vita o la vita stessa, questi dilemmi sono comuni. Vediamo alcuni di questi dilemmi etici e la riflessione che ne deriva.

1. Interruzione del trattamento alla fine della vita
Dilemma: quando, o se, si dovrebbe interrompere un trattamento che prolunga la vita, ma che potrebbe anche ridurne la qualità?
Riflessione: bilanciare il principio di "non nuocere" con quello di offrire la migliore qualità di vita possibile. Ascoltare i desideri del paziente e della sua famiglia, pur avvalendosi della consulenza di esperti.

2. Informazione completa al paziente
Dilemma: fino a che punto rivelare al paziente i dettagli di una diagnosi o di una prognosi grave?
Riflessione: trovare un equilibrio tra il diritto del paziente all'informazione e la protezione del suo benessere emotivo e mentale.

3. Ricerca clinica sui pazienti
Dilemma: come reclutare i pazienti per gli studi clinici senza influenzare indebitamente le loro decisioni o compromettere il loro benessere?
Riflessione: Garantire il consenso informato, assicurarsi che i pazienti comprendano i rischi e i benefici e garantire che la loro partecipazione sia del tutto volontaria.

4. Distribuzione delle risorse limitate
Dilemma: come allocare le risorse (come un trapianto di midollo osseo) quando la domanda supera l'offerta?

Riflessione: utilizzare criteri di distribuzione eticamente difendibili, come la probabilità di successo, evitando qualsiasi forma di discriminazione.

5. Rispetto dell'autonomia del paziente vs. il miglior interesse

Dilemma: cosa fare quando un paziente rifiuta un trattamento salvavita o di prolungamento della vita?

Riflessione: rispettare l'autonomia del paziente, assicurandosi che comprenda appieno le conseguenze della sua scelta.

6. Decisioni sui pazienti incapaci

Dilemma: come si prendono le decisioni per i pazienti che non possono esprimere la loro volontà, come quelli in coma o che soffrono di problemi di salute mentale?

Riflessione: si affidi a un rappresentante legale o a una direttiva anticipata, e agisca sempre nell'interesse del paziente.

7. Riservatezza vs. rischio per gli altri

Dilemma: cosa succede se un paziente ematologico rappresenta un rischio per gli altri (ad esempio, una malattia contagiosa), ma non vuole che questo venga rivelato?

Riflessione: Bilanciare il diritto del paziente alla riservatezza con la protezione della salute pubblica.

I dilemmi etici in ematologia richiedono un'attenta riflessione, una comunicazione aperta e una collaborazione interprofessionale. È essenziale ricordare che ogni paziente è unico e che non esiste sempre una risposta 'giusta'. L'obiettivo è cercare di prendere decisioni che rispettino sia i principi etici che le esigenze individuali del paziente.

Feedback :
Lezioni apprese dalla pratica quotidiana

La pratica quotidiana dell'ematologia è un complesso mix di scienza, arte e umanità. Mentre i libri di testo possono insegnare la teoria, è il letto del paziente che offre le lezioni più preziose. Ecco uno sguardo ai feedback degli infermieri di ematologia, che evidenziano le preziose lezioni apprese dalla pratica quotidiana.

1. La pazienza è una virtù
In ematologia, i pazienti spesso affrontano trattamenti lunghi e impegnativi. È fondamentale imparare ad essere pazienti, non solo nell'attesa dei risultati, ma anche nella gestione delle aspettative e delle emozioni dei pazienti.

2. L'ascolto attivo è fondamentale
I pazienti a volte possono dare indizi sottili sulla loro condizione o sulle loro preoccupazioni. Imparare ad ascoltare veramente - senza interrompere o dare per scontato - può portare a una diagnosi migliore, a una migliore comprensione e a una migliore relazione terapeutica.

3. Ogni paziente è unico
Due pazienti con la stessa diagnosi possono avere sintomi, risposte al trattamento ed esigenze emotive molto diverse. Trattare ogni paziente come un individuo è fondamentale.

4. La cura di sé è essenziale
La natura emotivamente carica dell'ematologia può portare al burnout. Imparare a prendersi cura di sé, a riconoscere i segnali di stanchezza e a cercare sostegno è fondamentale per la longevità nel settore.

5. L'etica prima di tutto

Di fronte ai dilemmi etici, molti professionisti hanno imparato l'importanza di essere ben informati sui principi etici, di chiedere consiglio e di agire sempre nell'interesse del paziente.

6. La comunicazione efficace è la chiave

Che si tratti di colleghi, pazienti o familiari, una comunicazione chiara ed efficace evita le incomprensioni, favorisce la fiducia e migliora i risultati.

7. L'apprendimento non si ferma mai

La medicina è in continua evoluzione. Gli infermieri di ematologia hanno scoperto che tenersi aggiornati con le ultime ricerche, tecnologie e best practice è essenziale.

8. La compassione è il cuore della professione

Quando ci si trova di fronte a una diagnosi grave, la compassione è spesso ciò che aiuta i pazienti a superare i momenti difficili. La capacità di offrire compassione senza farsi sopraffare emotivamente è un'abilità preziosa.

9. Il lavoro di squadra è prezioso

L'ematologia è un campo multidisciplinare. Lavorare in modo efficace con altri specialisti, siano essi medici, tecnici o consulenti, migliora l'assistenza ai pazienti.

10. Celebrare le piccole vittorie

In un campo in cui le sfide sono molte, apprezzare le piccole vittorie - che si tratti di un miglioramento sintomatico o di buone notizie all'esame - porta gioia e rinnovamento alla pratica quotidiana.

L'ematologia, con le sue sfide e le sue soddisfazioni, offre innumerevoli opportunità di apprendimento. Le lezioni apprese dalla pratica quotidiana, basate sull'esperienza reale, sono essenziali per guidare e informare la prossima generazione di professionisti.

Capitolo 13

IL QUADRO GIURIDICO E L'ETICA

I diritti dei pazienti in ematologia

I diritti dei pazienti in ematologia, come in qualsiasi altro campo medico, sono di fondamentale importanza per garantire un'assistenza equa, rispettosa e incentrata sul paziente. Questa assistenza mira non solo a trattare la malattia, ma anche a rispettare la dignità, l'autonomia e le preferenze del paziente. Ecco un'esplorazione fluida di questi diritti:

I fondamenti dei diritti del paziente
L'ematologia è un settore specializzato della medicina che si occupa di malattie spesso complesse e pericolose per la vita. In questo contesto, l'importanza dei diritti dei pazienti è accentuata. Questi diritti costituiscono la base del rapporto di fiducia tra il paziente e l'operatore sanitario e sono garanzia di un'assistenza di alta qualità.

Diritto all'informazione
Ogni paziente ha il diritto di essere informato in modo chiaro e comprensibile sul suo stato di salute, sui trattamenti proposti, sui loro benefici e rischi e su altre possibili alternative. Queste informazioni consentono ai pazienti di prendere decisioni informate sulla loro salute.

Consenso informato
Prima di qualsiasi intervento o trattamento, i pazienti devono dare il loro consenso. Devono essere informati delle implicazioni, dei rischi e dei potenziali benefici. In ematologia, dove trattamenti come la chemioterapia o il trapianto di midollo osseo possono avere gravi effetti collaterali, questo consenso è fondamentale.

Riservatezza dei dati
Le informazioni mediche del paziente sono riservate. Non possono essere condivise senza il consenso del paziente, tranne in circostanze eccezionali previste dalla legge.

Il diritto alla privacy e al rispetto

I pazienti hanno il diritto di essere trattati con dignità e rispetto, senza discriminazioni. Ciò include il rispetto della loro privacy durante gli esami e i trattamenti.

Diritto a un secondo parere

Se un paziente ha dubbi o preoccupazioni sulla diagnosi o sul trattamento, ha il diritto di chiedere un secondo parere a un altro specialista.

Partecipazione attiva al Piano di assistenza

I pazienti hanno il diritto di essere coinvolti attivamente nella pianificazione e nell'attuazione del loro piano di cura. Possono accettare o rifiutare il trattamento e hanno il diritto di essere informati sulle implicazioni di queste decisioni.

Il diritto a un'assistenza di qualità

Ogni paziente ha il diritto di ricevere la migliore assistenza medica possibile, in linea con gli standard e le linee guida attuali.

Accesso alle cartelle cliniche

I pazienti hanno il diritto di accedere alla propria cartella clinica e di riceverne copia, se necessario.

Diritto di presentare un reclamo

Se un paziente ritiene che i suoi diritti non siano stati rispettati, ha il diritto di presentare un reclamo.

Riconoscere e rispettare i diritti dei pazienti ematologici non è solo un obbligo etico e legale per gli operatori sanitari; è essenziale per garantire un'assistenza centrata sul paziente. Questi diritti mirano a bilanciare la dinamica di potere tra professionista e paziente, ponendo il paziente al centro di tutte le decisioni che riguardano la sua salute.

Responsabilità
e obblighi dell'infermiere

Gli infermieri svolgono un ruolo centrale nell'assistenza ai pazienti, fungendo da collegamento tra il paziente e l'équipe medica. Svolgono una serie di funzioni essenziali, che vanno dall'assistenza diretta ai compiti educativi, amministrativi e di ricerca. Ecco una presentazione fluida delle responsabilità e dei compiti degli infermieri:

Un ruolo centrale nel processo di cura
La posizione dell'infermiere al crocevia di molteplici interazioni significa che è il garante di un'assistenza completa e personalizzata al paziente. Ma questo ruolo centrale comporta una grande responsabilità.

Assistenza diretta al paziente
Probabilmente è la prima immagine che viene in mente: l'infermiera al capezzale del paziente. Questa responsabilità comprende la somministrazione di farmaci, la cura delle ferite, il rilevamento dei segni vitali, nonché la valutazione del dolore e del benessere emotivo del paziente.

Istruzione e consulenza
Gli infermieri hanno il dovere di informare ed educare i pazienti e le loro famiglie sulla loro malattia, sul suo trattamento, su cosa fare e su come prevenirla. L'obiettivo di questa educazione è quello di responsabilizzare i pazienti e migliorare la loro qualità di vita.

Coordinamento delle cure
Gli infermieri coordinano l'assistenza tra diversi professionisti della sanità, garantendo la continuità e la coerenza delle cure. Possono fungere da collegamento tra il medico, il fisioterapista, lo psicologo e altri specialisti.

Valutazione dei bisogni
Gli infermieri valutano regolarmente lo stato di salute del paziente, individuano eventuali complicazioni e regolano l'assistenza di conseguenza. Questa valutazione continua è

essenziale per anticipare e rispondere alle mutevoli esigenze del paziente.

Documentazione rigorosa

Gli infermieri devono documentare meticolosamente ogni trattamento, intervento o osservazione nella cartella clinica del paziente. Questa tracciabilità è fondamentale per la sicurezza del paziente, il coordinamento delle cure e la responsabilità legale.

Rispetto dell'etica e dei diritti del paziente

Ogni paziente deve essere trattato con dignità, rispetto e senza discriminazioni. Gli infermieri assicurano anche la riservatezza delle informazioni mediche.

Sviluppo professionale continuo

Gli infermieri hanno il dovere di tenersi aggiornati sui progressi della medicina, sulle tecniche di cura e sulle normative. Questo obbligo di formazione continua garantisce un'assistenza di alta qualità basata sulle più recenti evidenze scientifiche.

Collaborazione interprofessionale

Gli infermieri lavorano a stretto contatto con un team multidisciplinare. Questa collaborazione richiede comunicazione, rispetto reciproco e condivisione delle competenze per garantire un'assistenza ottimale al paziente.

Gestione delle risorse

Gli infermieri gestiscono le risorse materiali e umane a loro disposizione per fornire assistenza. Questa gestione deve essere efficace per garantire la sicurezza e il benessere del paziente, ottimizzando i costi.

La portata e la complessità della professione infermieristica richiedono dedizione, abilità e umanità. Oltre alle tecniche e alle conoscenze, è anche una professione guidata da una forte etica, incentrata sul rispetto e sul benessere del paziente. Le responsabilità e gli obblighi degli infermieri sono quindi sia un onere che un onore, e riflettono l'importanza cruciale di questa professione nel sistema sanitario.

Protocolli e standard ematologici: garantire la conformità

L'ematologia è una disciplina complessa e in costante evoluzione, che richiede un'assistenza basata su protocolli e standard precisi. Questi protocolli sono essenziali per garantire un'assistenza sicura ed efficace al paziente. Si evolvono in linea con le nuove scoperte scientifiche e la pratica clinica.

Protocolli e standard in ematologia: perché sono necessari?

L'ematologia, al crocevia tra biologia e pratica clinica, richiede una grande precisione. Ogni dettaglio è importante. I protocolli e gli standard garantiscono questa precisione, consentendo a ogni paziente di beneficiare di un'assistenza basata sulle migliori prove disponibili.

Protocolli basati sulla ricerca

L'ematologia è un campo di ricerca attivo. Vengono regolarmente sviluppate nuove terapie, nuovi metodi diagnostici e nuovi approcci alla cura. I protocolli di ematologia si basano su queste scoperte, adattandosi all'avanguardia della scienza.

Assicurazione della sicurezza del paziente

La sicurezza del paziente è fondamentale. Seguendo protocolli precisi, i rischi di errori, interazioni farmacologiche o complicazioni sono ridotti al minimo. È anche una garanzia di qualità dell'assistenza.

Standard per una pratica uniforme

Gli standard di ematologia aiutano a garantire un grado di uniformità nell'assistenza al paziente, indipendentemente dall'istituzione o dal professionista. Servono come riferimento comune, facilitando il dialogo e la collaborazione tra professionisti.

Garantire la conformità: una sfida quotidiana

L'implementazione di protocolli e standard richiede una vigilanza costante. Per garantire la conformità, sono essenziali diversi passaggi:

- **Formazione continua**: tutti gli operatori sanitari, siano essi infermieri, medici o tecnici di laboratorio, devono tenersi aggiornati sugli ultimi sviluppi dei protocolli e degli standard.

- **Audit interni**: le istituzioni sanitarie effettuano audit regolari per verificare che la pratica clinica sia conforme agli standard attuali.

- **Feedback**: i team sono incoraggiati a condividere il loro feedback per identificare potenziali deviazioni dai protocolli e intraprendere le azioni correttive necessarie.

- **Aggiornamenti regolari dei protocolli**: i protocolli vengono rivisti regolarmente, per garantire che riflettano gli ultimi progressi scientifici e il feedback dal campo.

- **Strumenti digitali**: le istituzioni si affidano sempre più a strumenti digitali per facilitare il monitoraggio dei protocolli, segnalare automaticamente le anomalie o le non conformità e garantire la tracciabilità delle cure.

La conformità ai protocolli e agli standard di ematologia non è fine a se stessa, ma è un mezzo per garantire la migliore assistenza al paziente. È il riflesso della medicina basata sull'evidenza, attenta alle esigenze di ogni singolo paziente e in costante ricerca di miglioramento.

Capitolo 14

SVILUPPO DELLA CARRIERA IN EMATOLOGIA

Opportunità di specializzazione e avanzamento

La professione di infermiere di ematologia è impegnativa e gratificante. Come per qualsiasi professione medica, l'apprendimento non si ferma mai, perché la scienza medica è in continua evoluzione. Per coloro che si appassionano a questo campo, ci sono diversi percorsi aperti, che permettono di specializzarsi ulteriormente o di fare carriera nel mondo medico.

Iniziare a lavorare come infermiere di ematologia significa entrare in un mondo complesso, dove ogni giorno porta con sé delle sfide. È un mondo che richiede una conoscenza approfondita della fisiologia umana, trattamenti innovativi e la capacità di stabilire relazioni empatiche con i pazienti. Ma con queste solide basi, si aprono le porte a specializzazioni ancora più avanzate.

Alcuni possono scegliere di concentrarsi su patologie specifiche, come la leucemia acuta o il linfoma, diventando esperti in questi campi particolari. Altri possono essere attratti dall'aspetto tecnico e decidere di specializzarsi nell'esecuzione di biopsie del midollo osseo o nella somministrazione di terapie cellulari complesse.

Con lo sviluppo di queste competenze, possono emergere opportunità di leadership. Gli specialisti infermieri clinici o i manager infermieri possono supervisionare i team, svolgere un ruolo nella formazione dei nuovi arrivati o persino partecipare alla definizione dei protocolli clinici nella loro istituzione.

La ricerca è un'altra strada interessante. Con trattamenti e approcci terapeutici in costante evoluzione, partecipare a studi clinici o a studi osservazionali può essere una via di avanzamento per coloro che sono curiosi e desiderosi di dare un contributo tangibile alla scienza medica.

Infine, l'insegnamento è un'area in cui gli infermieri esperti possono davvero brillare. Trasmettendo le loro conoscenze alla generazione successiva, svolgono un ruolo essenziale nella formazione di futuri professionisti competenti e compassionevoli.

Sebbene l'ematologia offra già un bagaglio di conoscenze ed esperienze, la possibilità di specializzarsi ulteriormente o di salire nella scala professionale aggiunge un'altra dimensione a questa carriera. Che si tratti di passione per un settore specifico, di ambizione professionale o del semplice desiderio di aiutare gli altri, gli orizzonti dell'ematologia sono vasti e promettenti.

La ricerca ematologica per gli infermieri: partecipare e dare il proprio contributo

La ricerca ematologica offre una vasta gamma di opportunità e scoperte. È la forza trainante del progresso medico, che consente la nascita di nuove terapie e di protocolli di gestione migliorati. Sebbene i medici e gli scienziati siano spesso in prima linea, il ruolo degli infermieri in questo campo è altrettanto cruciale. Il coinvolgimento degli infermieri nella ricerca ematologica offre loro non solo l'opportunità di crescere professionalmente, ma anche di contribuire attivamente allo sviluppo delle cure.
Una posizione chiave nella ricerca clinica

Gli infermieri sono spesso i primi a osservare gli effetti collaterali dei trattamenti, a percepire le esigenze dei pazienti o a identificare gli aspetti pratici che potrebbero essere migliorati. Queste osservazioni quotidiane, combinate con una formazione e una supervisione adeguate, possono portare a domande di ricerca rilevanti. Partecipando agli studi clinici, gli infermieri possono svolgere un ruolo chiave nella raccolta dei dati, nella somministrazione di nuovi trattamenti o nel monitoraggio dei pazienti.

Come partecipare: come iniziare
Per essere coinvolti nella ricerca, gli infermieri possono iniziare a rivolgersi a un ospedale universitario o a un'unità di ricerca clinica. Partecipare a corsi di formazione specifici sulla ricerca, frequentare seminari o unirsi a gruppi di lavoro sono tutti modi per acquisire competenze e familiarizzare con l'ambiente della ricerca.

Collaborazione interdisciplinare
La forza della ricerca risiede nella collaborazione. Lavorare a stretto contatto con medici, farmacologi, biologi e altri operatori sanitari significa che le prospettive possono essere incrociate e i progetti arricchiti. Gli infermieri hanno una visione unica, incentrata sul paziente e sulla sua assistenza generale, che può guidare la ricerca in aree che a volte vengono trascurate.

Contribuire alla letteratura scientifica
Oltre a partecipare attivamente agli studi, gli infermieri possono anche contribuire alla letteratura scientifica. Scrivere articoli, condividere feedback o presentare il lavoro alle conferenze sono tutti modi per diffondere la conoscenza e promuovere il ruolo degli infermieri nella ricerca.

La ricerca come veicolo di sviluppo professionale
Il coinvolgimento nella ricerca può anche aprire le porte a opportunità di carriera. Diventare coordinatore di un'infermiera di ricerca, essere coinvolto in progetti di più ampia portata o addirittura conseguire un dottorato sono tutte prospettive possibili.

La ricerca in ematologia non è limitata ai laboratori o ai principali ricercatori. Si avvale della curiosità, dell'esperienza e della passione di tutti, compresi gli infermieri. Coinvolgendosi, gli infermieri possono non solo arricchire i loro percorsi di carriera, ma anche contribuire attivamente a plasmare il futuro delle cure ematologiche.

Mentoring e formazione : Trasmettere la conoscenza

Il cuore della progressione professionale in medicina è il mentoring, un processo sacro di trasmissione di conoscenze, competenze e valori da una generazione all'altra. In ematologia, dove la complessità delle patologie richiede competenze specialistiche, il mentoring assume un'importanza vitale. Non è solo un metodo di insegnamento: è un anello essenziale nella catena dell'assistenza di qualità, che garantisce che ogni paziente benefici dell'accumulo di conoscenze e di esperienze passate.

L'essenza del mentoring
Il mentoring non consiste solo nel trasmettere informazioni o dimostrare tecniche. Si tratta di una relazione profonda tra mentore e mentee, basata sulla fiducia, sulla guida e sul sostegno reciproco. Il mentore non si limita ad insegnare: ispira, motiva e guida, aiutando il mentee ad affrontare le sfide della professione e a sviluppare il proprio stile e la propria voce.

I vantaggi del mentoring
I vantaggi del mentoring sono numerosi e vanno ben oltre l'acquisizione di conoscenze tecniche. Il mentee beneficia di una prospettiva di carriera informata, di un aiuto per evitare le insidie più comuni e di una vasta rete professionale. Il mentore, nel frattempo, beneficia di

un'opportunità di riflessione, di un senso di realizzazione e della possibilità di lasciare un'eredità duratura nel settore.

Formazione continua

Oltre al tutoraggio, la formazione continua svolge un ruolo cruciale in ematologia. Con la rapida evoluzione delle conoscenze, delle tecniche e delle tecnologie, la necessità di tenersi aggiornati è imperativa. Questo può assumere la forma di formazione online, seminari, conferenze o workshop pratici.

Trasmettere le conoscenze oltre le mura dell'ospedale

La trasmissione della conoscenza non si limita al rapporto tra mentore e mentee. Si estende alla comunità, ai pazienti e alle loro famiglie. Gli infermieri di ematologia possono svolgere un ruolo pedagogico, educando il pubblico sull'importanza della donazione di sangue, sui segni e i sintomi delle malattie ematologiche o sui più recenti progressi nel trattamento.

Il futuro del mentoring e della formazione

Con l'avvento delle tecnologie digitali, il mentoring e la formazione continuano ad evolversi. Piattaforme online, simulazioni virtuali e reti sociali professionali offrono nuove opportunità di apprendimento e di connessione. Tuttavia, il valore intrinseco del rapporto umano nel mentoring rimane ineguagliabile.

Il mentoring e la formazione sono due pilastri essenziali nel campo dell'ematologia. Assicurano non solo che le competenze e le conoscenze vengano trasmesse con integrità, ma anche che la fiamma della passione, della curiosità e della dedizione continui a bruciare nei cuori di ogni nuova generazione di infermieri.

Capitolo 15

TECNICHE DI CAMPIONAMENTO E ANALISI EMATOLOGICHE

Campioni di sangue:
tecniche e buone pratiche

Il prelievo di sangue è una delle procedure più comuni in campo medico. Per gli infermieri di ematologia, padroneggiare questa tecnica è essenziale. Ma al di là della semplice estrazione del sangue, si tratta di un processo che richiede una profonda comprensione, una precisione impeccabile e una genuina empatia per il paziente.

Background del prelievo di sangue in ematologia
In ematologia, il sangue è molto più di un semplice fluido che circola nel nostro corpo. Serve come una finestra sulla salute generale di un individuo, rivelando indizi su malattie come la leucemia, l'anemia, i disturbi della coagulazione e molte altre. Di conseguenza, un campione di sangue prelevato correttamente è la chiave per fare una diagnosi accurata ed elaborare un piano di trattamento efficace.

Tecniche di campionamento
- **Venipuntura**: è il metodo più comune. Consiste nell'utilizzare un ago per perforare una vena, di solito nel braccio, e prelevare una certa quantità di sangue.
- **Puntura capillare**: viene spesso utilizzata per i test rapidi, come la glicemia. Comporta la puntura del polpastrello o del tallone nei bambini.

Buone pratiche
- **Preparazione del paziente**: Prima del prelievo, il paziente deve essere adeguatamente informato sulla procedura. Per alcuni esami, possono essere necessarie istruzioni specifiche, come il digiuno.
- **Igiene**: una disinfezione accurata del sito di puntura è fondamentale per evitare infezioni.
- **Selezione del sito**: è importante scegliere una vena appropriata, di solito la vena mediana del gomito. In

caso di difficoltà, si possono prendere in considerazione altri siti.

- **Tecnica di puntura**: la puntura deve essere rapida e precisa per ridurre al minimo il disagio.
- **Etichettatura e manipolazione**: ogni campione deve essere etichettato correttamente e manipolato con cura per garantire risultati affidabili.

<u>Comunicazione con il paziente</u>
Sebbene il prelievo di sangue sia una procedura di routine, può essere fonte di ansia per molti pazienti. L'approccio umano è quindi essenziale. Gli infermieri devono rassicurare i pazienti, spiegare ogni fase e prestare attenzione al loro comfort durante la procedura.

Il prelievo di sangue, che può sembrare semplice, è un'abilità che combina tecnica e comunicazione. In ematologia, l'accuratezza è fondamentale. Grazie alla formazione continua, alla pratica regolare e alla genuina empatia per i pazienti, gli infermieri assicurano che ogni campione prelevato dia un contributo prezioso alla diagnosi e al trattamento delle malattie ematologiche.

Interpretare gli esami del sangue in ematologia

Interpretare le analisi del sangue è un'abilità cruciale per gli infermieri di ematologia. Più che semplici numeri, gli esami del sangue forniscono un quadro dettagliato della salute ematologica del paziente e aiutano a guidare la diagnosi, il trattamento e il monitoraggio dei disturbi del sangue.

<u>L'ambito degli esami del sangue</u>
Un esame del sangue è una finestra sull'emopoiesi - il processo attraverso il quale il corpo produce le cellule del sangue. Questi esami rivelano informazioni sui tre

componenti principali del sangue: globuli rossi, globuli bianchi e piastrine.

I principali indicatori dell'equilibrio sanguigno e il loro significato
- Emocromo :
    - **Emoglobina (Hb)**: misura la capacità del sangue di trasportare ossigeno. Un valore basso può indicare anemia.
    - **Ematocrito (Hct)** : La percentuale del volume del sangue costituita da globuli rossi. È utile per valutare la densità del sangue.
    - **Globuli rossi (RBC)**: il loro numero e la loro forma possono indicare una serie di condizioni, tra cui la talassemia o l'anemia falciforme.
    - **Globuli bianchi (WBC)**: un aumento può indicare un'infezione, mentre una diminuzione potrebbe indicare un problema al midollo osseo.
    - **Piastrine** : Sono essenziali per la coagulazione. Un numero basso di piastrine può provocare un'emorragia, mentre un numero alto può aumentare il rischio di trombosi.
- **Conta dei leucociti**: indica i diversi tipi di globuli bianchi, come neutrofili, linfociti, monociti, eosinofili e basofili. Le loro rispettive proporzioni possono aiutare a diagnosticare varie malattie, come la leucemia.
- **Indici eritrocitari**: questi, come il VGM (volume corpuscolare medio) o il CCMH (concentrazione corpuscolare media di emoglobina), danno un'indicazione delle dimensioni e del contenuto di emoglobina dei globuli rossi, aiutando a classificare l'anemia.

<u>Oltre le cifre: interpretazione clinica</u>
La vera abilità sta nella capacità di interpretare questi dati nel contesto clinico generale del paziente. Per esempio, un WBC elevato potrebbe indicare un'infezione, ma in ematologia potrebbe anche essere un segno di leucemia.

<u>I limiti degli esami del sangue</u>
Sebbene gli esami del sangue forniscano una grande quantità di informazioni, sono solo un pezzo del puzzle. Devono essere interpretati insieme ad altri esami, come le biopsie del midollo osseo, e ai sintomi clinici del paziente.

Interpretare un esame ematologico del sangue è sia un'arte che una scienza. Non si tratta solo di capire i numeri, ma di collocarli nel contesto più ampio della condizione del paziente, della sua storia medica e dei sintomi che presenta. Per gli infermieri di ematologia, padroneggiare questa abilità è essenziale per fornire un'assistenza ottimale e collaborare efficacemente con il resto dell'équipe medica.

Altri campioni specifici: punture lombari, mielogrammi, ecc.

Il campionamento ematologico non si limita ai campioni di sangue. Altre tecniche di campionamento sono essenziali per la diagnosi, il monitoraggio e il trattamento delle malattie del sangue e del midollo osseo. Queste procedure richiedono non solo una tecnica accurata, ma anche una preparazione approfondita e una comunicazione con il paziente.

Punture lombari
La puntura lombare, o rachicentesi, consiste nel prelevare il liquido cerebrospinale (CSF) dallo spazio subaracnoideo della colonna vertebrale.

- **Indicazioni**: comprendono la diagnosi e il monitoraggio di alcune leucemie e linfomi che possono invadere il sistema nervoso centrale.
- **Procedura**: il paziente è generalmente in posizione fetale laterale e, dopo un'anestesia locale, viene inserito un ago tra le vertebre lombari.
- **Assistenza post-procedura**: Il monitoraggio di eventuali segni di mal di testa, infezioni o altre complicazioni è fondamentale.

Mielogramma

Si tratta di uno studio del fluido e delle cellule del midollo osseo.

- **Indicazioni**: diagnosi di malattie come leucemia, linfoma, aplasia del midollo osseo e altre malattie del midollo.
- **Procedura**: dopo un'anestesia locale, viene inserito un ago nell'osso (di solito il bacino) per prelevare un campione di midollo osseo.
- **Cura post-procedura**: Il sito di puntura può essere doloroso. Fare attenzione ai segni di infezione o di emorragia.

Aspirazione del midollo osseo

Simile a un mielogramma, ma il campione viene aspirato per ottenere un campione di midollo osseo.

- **Indicazioni**: diagnosi e monitoraggio delle malattie che influenzano la produzione di cellule del sangue.
- **Procedura**: spesso viene eseguita contemporaneamente a una mielografia.
- **Assistenza post-procedura**: Le preoccupazioni sono simili a quelle per la mielografia.

Comunicazione e preparazione del paziente

Queste procedure possono essere fonte di ansia per i pazienti. È essenziale informare il paziente su cosa aspettarsi, su quanto tempo ci vorrà, su cosa si proverà e sul motivo della procedura. Una buona comunicazione non solo aiuta a ridurre l'ansia, ma anche a ottenere la collaborazione del paziente, che è essenziale per la sicurezza e l'efficacia.

L'esecuzione e la comprensione di questi campioni specifici è essenziale per gli infermieri di ematologia. Essi svolgono un ruolo decisivo nella diagnosi e nella gestione delle malattie ematologiche e richiedono una tecnica impeccabile, una preparazione meticolosa e un'attenzione post-procedura per garantire la sicurezza e il comfort del paziente.

Capitolo 16

CURE PALLIATIVE IN EMATOLOGIA

Introduzione alle cure palliative specifiche per l'ematologia

Le cure palliative, sebbene siano tradizionalmente associate alla fine della vita, sono in realtà un approccio olistico volto a migliorare la qualità di vita dei pazienti e delle loro famiglie di fronte alle conseguenze di una malattia potenzialmente letale. In ematologia, questo approccio è particolarmente importante data la complessità e la gravità di molte malattie del sangue.

L'ematologia copre un'ampia gamma di malattie, dall'anemia alla leucemia acuta. Sebbene molti disturbi ematologici siano oggi curabili o addirittura guaribili, alcuni pazienti possono non rispondere ai trattamenti standard o essere diagnosticati in uno stadio avanzato. Per queste persone, l'attenzione si concentra sulla qualità della vita piuttosto che sulla cura.

Le cure palliative in ematologia hanno diverse caratteristiche distintive. In primo luogo, i sintomi associati alle malattie del sangue, come la stanchezza, il dolore osseo o le emorragie, richiedono una competenza specifica. Le complicazioni, come le infezioni o le emorragie, possono svilupparsi rapidamente e richiedono un intervento immediato.

La gestione del dolore, spesso presente nelle malattie ematologiche avanzate, è essenziale. Può essere dovuto alla malattia stessa, come nel caso del dolore osseo associato alla leucemia, o al trattamento, come il dolore post-chemioterapia.

Anche la comunicazione è fondamentale. Parlare apertamente con i pazienti e le loro famiglie di aspettative, speranze e paure è fondamentale. L'ematologia, con i suoi trattamenti intensivi e i potenziali effetti collaterali, solleva molte domande sulla qualità della vita, sulla durata del trattamento e sul momento di passaggio alle cure puramente palliative.

L'assistenza emotiva e psicologica è parte integrante di questo approccio. Le malattie ematologiche possono avere un impatto profondo sull'immagine di sé, sul ruolo all'interno della famiglia e sulle aspirazioni future. Sostenere il paziente in queste sfide è fondamentale quanto la gestione dei sintomi fisici.

Infine, le cure palliative in ematologia devono tenere conto anche delle esigenze specifiche delle famiglie. La malattia ematologica non colpisce solo il paziente, ma anche le persone che lo circondano. Il supporto familiare, l'educazione e la comunicazione sono essenziali per aiutare tutti a superare questo periodo difficile.

Le cure palliative in ematologia sono una fusione di scienza medica, compassione e comunicazione. Pone il paziente e la famiglia al centro del processo decisionale, cercando di offrire il miglior equilibrio possibile tra la lotta alla malattia e la conservazione della qualità della vita.

Gestione dei sintomi e del dolore

La gestione dei sintomi e del dolore è una parte fondamentale dell'assistenza ematologica, date le numerose sfide associate alle malattie del sangue. Sia in risposta alla malattia stessa che agli effetti collaterali del trattamento, è essenziale un approccio personalizzato e multidimensionale.

Comprendere i sintomi:
L'ematologia comprende una varietà di malattie che possono presentarsi con sintomi distinti. Le anemie

possono causare affaticamento e mancanza di respiro; le emorragie o i lividi possono verificarsi nei disturbi emorragici; il dolore osseo, la febbre e la sudorazione notturna possono accompagnare i tumori del sangue.

Valutazione del dolore :

Il primo passo per gestire il dolore in modo efficace è valutarlo. Gli strumenti di valutazione standardizzati possono aiutare a quantificare il dolore, ma è altrettanto cruciale capirne la natura, la localizzazione, ciò che lo esacerba o lo allevia e il suo impatto sulla vita quotidiana del paziente.

Strategie farmacologiche:

La maggior parte dei pazienti ematologici beneficerà di farmaci per gestire il dolore. Gli analgesici vanno dai farmaci non oppioidi, come il paracetamolo o gli antinfiammatori, agli oppioidi più potenti, come la morfina. Nel contesto delle patologie ematologiche, è fondamentale monitorare le interazioni farmacologiche e gli effetti sul midollo osseo.

Approcci non farmacologici:

I metodi non farmacologici come la fisioterapia, il rilassamento, l'agopuntura o la terapia del freddo/calore possono essere molto utili. Queste tecniche possono essere utilizzate da sole o in combinazione con i farmaci per fornire un sollievo ottimale.

Gestire gli effetti collaterali:

I trattamenti ematologici possono causare una serie di effetti collaterali, dalla nausea e dalla perdita di capelli a complicazioni più gravi, come l'insufficienza cardiaca o l'infezione. La gestione proattiva di questi sintomi è fondamentale per garantire il benessere del paziente e la sua capacità di continuare il trattamento.

Comunicazione continua:

Una gestione efficace dei sintomi dipende da una comunicazione aperta e regolare tra il paziente, la sua famiglia e l'équipe sanitaria. Le esigenze e i sintomi possono cambiare, richiedendo continui aggiustamenti della strategia di gestione.

Educazione del paziente e della famiglia:
È fondamentale che i pazienti e i loro familiari comprendano la natura della malattia, cosa aspettarsi in termini di sintomi e come gestirli. Un paziente ben informato è in grado di partecipare attivamente alla propria cura.

Conclusioni:
La gestione dei sintomi e del dolore in ematologia richiede una combinazione di competenze mediche, compassione e comunicazione. Mettendo il paziente al centro di questo approccio, gli assistenti possono offrire non solo un sollievo dai sintomi, ma anche un miglioramento significativo della qualità di vita.

Supporto psicologico e spirituale

In ematologia, la diagnosi, il trattamento, gli effetti collaterali e le incertezze associate possono avere un impatto considerevole sul benessere mentale, emotivo e spirituale dei pazienti. Il supporto psicologico e spirituale è quindi di fondamentale importanza.

La dimensione psicologica :
- **Impatto della diagnosi:** per molte persone, ricevere una diagnosi di ematologia può essere travolgente. I pazienti possono sentirsi sopraffatti, spaventati o impotenti di fronte alla malattia.
- **Follow-up psicologico:** gli operatori sanitari devono essere formati per riconoscere i segnali di disagio psicologico. Potrebbero essere necessari psicologi o psico-oncologi specializzati per aiutare i pazienti a gestire l'ansia, la depressione o lo stress post-traumatico.

- **Gruppi di sostegno:** i gruppi di sostegno offrono uno spazio in cui i pazienti e i loro familiari possono condividere le loro esperienze, imparare dagli altri e sentirsi meno isolati.

La dimensione spirituale :

- **Il bisogno di significato: Di** fronte a una malattia grave, molti pazienti si interrogano sul significato della loro vita, sulla loro ragione d'essere o sulla natura della loro sofferenza.

- **Sostegno spirituale: i** cappellani dell'ospedale o altri consulenti spirituali possono fornire supporto, indipendentemente dalla fede o dal credo del paziente. Offrono ascolto, supporto per i riti religiosi o semplicemente una presenza rassicurante.

- **Rituali e tradizioni:** Per alcune persone, praticare rituali o seguire tradizioni può offrire conforto, struttura e prospettiva di fronte alla malattia.

Comunicazione e istruzione :

- **Dialogo aperto:** i curanti dovrebbero incoraggiare i pazienti a esprimere le loro preoccupazioni e i loro sentimenti, sia psicologici che spirituali.

- **Strumenti e risorse:** fornire ai pazienti risorse come libri, seminari o sessioni di meditazione può aiutarli a gestire le emozioni e le domande.

L'approccio olistico all'ematologia non si limita al trattamento fisico. Le dimensioni psicologiche e spirituali sono intrinseche al processo di guarigione. Riconoscendo e rispondendo a queste esigenze, i curanti possono offrire un'assistenza completa che rispetta ogni dimensione dell'essere umano. La vera guarigione va oltre le cellule e i tessuti; comprende la mente, l'anima e il cuore.

Capitolo 17

TERAPIE COMPLEMENTARI E ALTERNATIVE

Panoramica degli approcci in ematologia

L'ematologia, come molte altre specialità mediche, ha visto un crescente interesse per le terapie complementari e alternative. Questi approcci, sebbene non convenzionali, possono spesso offrire ai pazienti ulteriori modi per gestire i sintomi, lo stress e il benessere generale. Ecco una panoramica degli approcci non convenzionali comunemente esplorati in ematologia.

Farmaci tradizionali :

- **Agopuntura:** originata dalla medicina tradizionale cinese, l'agopuntura viene talvolta utilizzata per gestire il dolore, l'affaticamento o la nausea associati ad alcuni trattamenti ematologici.
- **Integratori a base di erbe:** sebbene alcune erbe siano benefiche, è essenziale che i pazienti informino il loro ematologo di qualsiasi integratore a base di erbe che stanno assumendo, in quanto potrebbero esserci interazioni con i loro farmaci.

Metodi mente-corpo :

- **Meditazione e mindfulness:** queste tecniche possono aiutare a ridurre lo stress, migliorare il benessere emotivo e aumentare la tolleranza al dolore.
- **Yoga e Tai Chi:** queste forme di esercizio possono aiutare a migliorare la flessibilità, a ridurre la fatica e a promuovere un senso generale di benessere.

Nutrizione e dietetica :

- **Diete speciali:** alcuni pazienti possono esplorare diete specifiche nella speranza di migliorare la loro salute. È sempre consigliabile consultare un nutrizionista prima di apportare modifiche significative alla propria dieta.
- **Integratori e vitamine:** sebbene alcuni possano essere utili, è fondamentale discuterne con un

ematologo per evitare possibili interazioni farmacologiche.

Terapie energetiche :

- **Reiki: si tratta di una** forma di terapia energetica in cui l'operatore incanala l'energia per aiutare a promuovere la guarigione e il benessere.
- **Biofeedback:** questa tecnica consente ai pazienti di controllare alcune funzioni fisiologiche per migliorare la loro condizione.

Gli approcci non convenzionali possono offrire molti benefici ai pazienti ematologici. Tuttavia, la chiave sta nel bilanciare queste terapie con i trattamenti convenzionali. Una comunicazione aperta tra il paziente e il suo team sanitario è essenziale per garantire la sicurezza e l'efficacia del piano di trattamento complessivo.

Integrazione di medicine alternative: agopuntura, aromaterapia, ecc.

Nell'era della medicina moderna, sempre più pazienti e operatori sanitari si rivolgono a terapie alternative per integrare o migliorare le cure tradizionali. In ematologia, l'integrazione di queste terapie può offrire un'ulteriore dimensione di cura, incentrata sul benessere generale del paziente.

Agopuntura :
Origini e principi: nata dalla medicina tradizionale cinese, l'agopuntura si basa sulla stimolazione di punti specifici del corpo, in genere utilizzando degli aghi, per riequilibrare il flusso di energia, o 'Qi'.
Applicazioni in ematologia: i pazienti ematologici possono beneficiare dell'agopuntura per gestire il dolore, l'affaticamento e la nausea e il vomito post-chemioterapia.

L'efficacia di questa pratica è stata dimostrata in alcuni casi, anche se i meccanismi esatti rimangono dibattuti.

Aromaterapia :

Origini e principio: l'aromaterapia utilizza oli essenziali estratti dalle piante per promuovere la salute fisica e mentale.

Applicazioni in ematologia: Utilizzata principalmente per il benessere, l'aromaterapia può aiutare a ridurre l'ansia, migliorare il sonno e alleviare alcuni disturbi come il mal di testa. Per i pazienti ematologici, può essere un approccio non invasivo per integrare il trattamento convenzionale.

Massaggio terapeutico :

Origini e principio: il massaggio è una delle forme più antiche di terapia, utilizzata per sciogliere le tensioni muscolari, migliorare la circolazione sanguigna e favorire il rilassamento.

Applicazioni in ematologia: il massaggio delicato può aiutare i pazienti a gestire il dolore e lo stress associati alla malattia e al trattamento. Tuttavia, è fondamentale scegliere un terapeuta formato sulle specificità delle patologie ematologiche.

Meditazione e mindfulness :

Origini e principio: queste pratiche millenarie mirano a creare uno stato di calma mentale concentrandosi sul momento presente.

Applicazioni in ematologia: può essere particolarmente utile per i pazienti che soffrono di ansia o depressione. La mindfulness può aiutare a gestire il dolore e a convivere meglio con la malattia.

L'integrazione della medicina alternativa nell'ematologia richiede un approccio equilibrato e una comunicazione aperta tra il paziente e l'équipe medica. Queste terapie non intendono sostituire il trattamento convenzionale, ma piuttosto arricchirlo, concentrandosi sul benessere generale del paziente, sia fisico che mentale.

Il ruolo dell'infermiere nella guida pazienti a queste terapie

L'infermiere è spesso il primo punto di contatto tra il paziente e l'équipe medica, e questo legame di fiducia instaurato nel corso delle consultazioni e dei trattamenti rende il suo ruolo essenziale nell'orientare i pazienti verso le terapie complementari.

1. Educatore informato :
Gli infermieri devono essere informati sulle diverse terapie complementari disponibili e sui loro potenziali benefici per il paziente. Questa conoscenza permette di fornire informazioni obiettive, sfatare miti e guidare correttamente i pazienti in base alle loro esigenze e preferenze.

2. Ascolto attivo:
Ascoltando attivamente le preoccupazioni e i desideri dei pazienti, gli infermieri possono identificare coloro che potrebbero trarre beneficio dalle terapie complementari. Possono anche individuare i pazienti che si stanno già rivolgendo a questi approcci, a volte senza informare il loro team medico.

3. Punto di connessione :
L'infermiere funge da collegamento tra il paziente e l'équipe medica, assicurando che tutte le parti siano informate sulle decisioni relative alle terapie complementari. Questo garantisce un'assistenza completa, senza sovrapposizioni o potenziali controindicazioni.

4. Supporto emotivo :
La scoperta e l'integrazione di nuove terapie in un programma di cura può essere fonte di ansia e confusione per alcuni pazienti. L'infermiere, essendo vicino e disponibile, può rassicurare, sostenere e aiutare i pazienti a capire l'importanza di ogni approccio nel loro trattamento complessivo.

5. Difesa del paziente:
Se l'infermiere è convinto dei benefici di una terapia complementare per un determinato paziente, può discuterne con l'équipe medica per vedere come può essere incorporata nel piano di cura.

6. Formazione continua :
Il mondo delle terapie complementari è in continua evoluzione. Per rimanere una guida affidabile, gli infermieri devono tenersi aggiornati sulle ultime ricerche e tendenze, in particolare attraverso corsi di formazione e seminari.

7. Sensibilizzazione:
Gli infermieri possono svolgere un ruolo di sensibilizzazione nei confronti dei colleghi e della direzione, sostenendo una più ampia integrazione delle terapie complementari nella struttura o corsi di formazione dedicati.

L'infermiere di ematologia è molto più che un fornitore di cure tecniche: è una guida, un consigliere e un supporto. Il loro ruolo nell'orientare i pazienti verso terapie complementari è fondamentale per garantire un'assistenza olistica, incentrata sul benessere generale del paziente, assicurando al contempo coerenza e sicurezza delle cure.

Capitolo 18

SICUREZZA
E
PREVENZIONE
INFEZIONI

Prevenzione delle infezioni nosocomiali in ematologia

I reparti di ematologia ricevono pazienti il cui sistema immunitario è spesso compromesso, sia dalla malattia stessa che dai trattamenti somministrati, come la chemioterapia. Questi pazienti sono quindi particolarmente vulnerabili alle infezioni nosocomiali, rendendo fondamentali le misure preventive in questi reparti.

1. Comprendere il rischio :
Prima di intraprendere la prevenzione, è fondamentale capire che i pazienti ematologici, a causa della loro malattia o del trattamento, hanno un sistema di difesa immunitaria ridotto, che li rende più suscettibili alle infezioni.

2. Igiene delle mani :
Questa è la misura più elementare ed efficace. Gli operatori devono lavarsi le mani regolarmente, soprattutto prima e dopo il contatto con ogni paziente. La soluzione idroalcolica è un modo rapido ed efficace per farlo, ma deve essere usata correttamente.

3. Indossare i dispositivi di protezione individuale (DPI) :
Guanti, maschere, camici e altre attrezzature devono essere utilizzati durante le procedure che possono esporre gli assistenti e i pazienti ad agenti infettivi. Questo equipaggiamento deve essere cambiato tra un paziente e l'altro.

4. Isolamento del paziente:
Alcuni pazienti, in particolare quelli con infezioni attive, devono essere messi in isolamento per evitare la diffusione. L'isolamento può essere rafforzato per i pazienti particolarmente vulnerabili.

5. Formazione del personale:

Il personale deve essere regolarmente formato e informato sulle migliori pratiche di prevenzione delle infezioni nosocomiali, compresa la stretta osservanza dei protocolli.

6. Pulizia e disinfezione :

Le aree, in particolare le stanze dei pazienti, devono essere pulite e disinfettate regolarmente. Occorre prestare particolare attenzione alle superfici toccate di frequente.

7. Monitoraggio :

È essenziale disporre di un sistema di monitoraggio delle infezioni nosocomiali, in modo da poter identificare rapidamente eventuali focolai e intraprendere azioni correttive.

8. Visite controllate :

Limitare il numero di visitatori e assicurarsi che seguano gli stessi protocolli igienici del personale può contribuire a ridurre la diffusione delle infezioni.

9. Vaccinazioni :

Il personale di assistenza dovrebbe essere aggiornato con le vaccinazioni per evitare di trasmettere malattie ai pazienti. Allo stesso modo, se le condizioni del paziente lo consentono, può essere una buona idea vaccinarlo contro alcune infezioni comuni.

10. Prevenzione dei dispositivi medici associati alle infezioni :

Cateteri, ventilatori e altri dispositivi possono essere fonti di infezione se non vengono gestiti correttamente. È fondamentale seguire i protocolli per il loro inserimento, manutenzione e rimozione.

11. Nutrizione :

Un paziente ben nutrito è spesso meglio equipaggiato per combattere le infezioni. Garantire un'alimentazione adeguata può aiutare a rafforzare il sistema immunitario del paziente.

12. Sensibilizzare i pazienti e le loro famiglie:
I pazienti e le loro famiglie devono essere informati dei rischi di infezione e delle misure che possono adottare per proteggersi.

La prevenzione delle infezioni nosocomiali in ematologia richiede una combinazione di formazione, protocolli rigorosi e monitoraggio costante. La collaborazione tra tutto il personale sanitario è fondamentale per garantire la sicurezza del paziente e ogni misura, per quanto elementare, svolge un ruolo essenziale nella prevenzione delle infezioni.

Precauzioni universali e specifici

La sicurezza dei pazienti e degli operatori sanitari è una preoccupazione fondamentale nel settore medico. Per evitare la trasmissione di infezioni, è essenziale adottare misure preventive standardizzate e adatte a ogni situazione. È qui che entrano in gioco le precauzioni universali e specifiche.

1. Precauzioni universali :
Queste precauzioni si applicano a tutti i pazienti, indipendentemente dalla loro malattia o diagnosi, perché non sempre si conosce lo stato infettivo del paziente.
a. Igiene delle mani :
Questa è la prima linea di difesa contro la diffusione delle infezioni. L'uso regolare di soluzioni idroalcoliche o il lavaggio delle mani con acqua e sapone sono essenziali.
b. Dispositivi di protezione personale (DPI):
L'uso di guanti, maschere, occhiali e camici deve essere di

routine quando esiste il rischio di esposizione al sangue o ad altri fluidi corporei.

c. Manipolazione sicura degli oggetti taglienti:
Aghi, bisturi e altri oggetti taglienti devono essere maneggiati con cura e smaltiti in contenitori specifici per evitare punture o tagli accidentali.

d. Gestione dei rifiuti medici:
I rifiuti devono essere selezionati, confezionati e smaltiti in conformità agli standard attuali, per ridurre il rischio di contaminazione.

2. Precauzioni specifiche :
Queste precauzioni vengono attuate in base alla modalità di trasmissione dell'agente infettivo.

a. Precauzioni per le goccioline:
Sono necessarie per le malattie trasmesse dalle goccioline respiratorie, come l'influenza. Si raccomanda l'uso di maschere chirurgiche e la creazione di una distanza di sicurezza tra il paziente infetto e gli altri.

b. Precauzioni da contatto:
Per le malattie trasmesse per contatto diretto o indiretto, come lo Staphylococcus aureus. Si raccomanda di indossare guanti e camici e di isolare il paziente, se necessario.

c. Precauzioni per via aerea:
Riguardano malattie come la tubercolosi, che vengono trasmesse da particelle molto sottili che rimangono sospese nell'aria. Una camera a pressione negativa e l'uso di maschere FFP2 o N95 sono essenziali.

d. Precauzioni specifiche per le malattie enteriche:
Per le malattie come il Clostridium difficile, sono necessarie misure igieniche rafforzate e l'uso di soluzioni di cloro per la pulizia.

La conoscenza e l'applicazione rigorosa delle precauzioni universali e specifiche sono essenziali per proteggere sia i pazienti che il personale sanitario. Queste misure, unite alla formazione continua, possono ridurre in modo significativo il rischio di infezioni nosocomiali e garantire un'assistenza sicura e di qualità a tutti i pazienti.

L'importanza della vaccinazione nei pazienti ematologici

L'ematologia è una specialità medica che si occupa delle malattie del sangue e degli organi che lo producono. I pazienti affetti da queste patologie, che si tratti di leucemia, linfoma o altre condizioni, possono avere una maggiore suscettibilità alle infezioni come conseguenza della malattia stessa o dei trattamenti che ricevono. In questo contesto, la vaccinazione è particolarmente importante per proteggere questi pazienti vulnerabili.

1. Un sistema immunitario indebolito: un terreno fertile per le infezioni.
Nei pazienti ematologici, il sistema immunitario è spesso compromesso, sia dalla malattia stessa che da trattamenti come la chemioterapia, la radioterapia o gli immunosoppressori. Questa vulnerabilità li rende più suscettibili alle infezioni, anche a quelle che sarebbero benigne per la popolazione generale.

2. La prevenzione come prima linea di difesa
La vaccinazione rafforza il sistema immunitario contro alcune infezioni, offrendo una protezione essenziale. Riduce il rischio di infezioni gravi, di ricoveri ospedalieri e di complicazioni dovute a malattie prevenibili con il vaccino.

3. Vaccini specifici per esigenze specifiche
La maggior parte dei vaccini può essere somministrata ai pazienti ematologici, ma occorre prestare attenzione:
- **Vaccini vivi attenuati:** questi vaccini sono generalmente controindicati nei pazienti

immunocompromessi, in quanto possono causare la malattia che intendono prevenire.
- **Vaccini inattivati: sono** generalmente sicuri e spesso sono fortemente raccomandati per i pazienti ematologici. Possono proteggere da malattie come l'influenza, la polmonite e l'epatite B.

4. La sincronizzazione è fondamentale
Il momento ottimale per vaccinare un paziente ematologico dipende spesso dalla natura della malattia e dal trattamento. Per esempio, può essere preferibile vaccinare prima di iniziare la chemioterapia o tra due cicli di trattamento.

5. Anche le persone che la circondano devono essere protette
Anche i parenti e gli assistenti dei pazienti ematologici dovrebbero essere aggiornati con le loro vaccinazioni. In questo modo si crea un "muro di protezione" intorno al paziente, riducendo le possibilità di esposizione alle infezioni.

Per i pazienti ematologici, la vaccinazione è uno strumento prezioso per ridurre al minimo i rischi associati alle infezioni. Con un'attenta pianificazione e una stretta collaborazione tra il paziente, l'ematologo e l'équipe sanitaria, la vaccinazione può offrire una solida protezione, contribuendo alla sicurezza e al benessere del percorso medico del paziente.

Capitolo 19

GESTIONE DELLE EMERGENZE IN EMATOLOGIA

Identificare e agire
Affrontare un'emergenza emorragica

Un'emergenza emorragica è una situazione di pericolo di vita che richiede un rapido riconoscimento e un intervento immediato. Nel contesto dell'ematologia, i pazienti possono essere a maggior rischio di emorragia a causa di malattie sottostanti o di trattamenti che influenzano la coagulazione del sangue. Ecco una panoramica su come identificare e gestire una tale emergenza.

1. Riconoscere i segni di emorragia
   - **Segni esterni:** sanguinamento visibile, spesso abbondante, sia da una ferita, sia da orifizi naturali (naso, bocca, orecchie, retto) o da altri siti.
   - **Segni interni:** dolore o sensazione di pressione, gonfiore, lividi, ematomi. In caso di emorragia gastrointestinale, le feci possono essere nere e catramose o contenere sangue rosso vivo.
   - **Segni sistemici:** pallore, sudorazione, respiro corto, tachicardia, ipotensione, alterazione della coscienza o vertigini.
2. Intervento iniziale
   - **Garantire la sicurezza:** assicurarsi che l'ambiente sia sicuro per il paziente e per il team di assistenza.
   - **Posizionamento:** Stenda il paziente, elevando le gambe se possibile, per favorire il ritorno venoso.
   - **Controllare l'emorragia:** Applichi una pressione diretta sulla fonte dell'emorragia, utilizzando una medicazione o un panno pulito. Se necessario, utilizzare bendaggi o lacci emostatici per le emorragie degli arti, ma con cautela e conoscenza del loro uso.
3. Avvisare i professionisti
   - **Chiamare i soccorsi:** chiamare immediatamente una squadra di emergenza o un medico specialista.

- **Valutazione: una volta che** il team è presente, è necessaria una rapida valutazione della causa dell'emorragia, del volume di sangue perso e della stabilità emodinamica del paziente.
4. Trattamento e assistenza
   - **Rianimazione volumetrica:** somministrare liquidi, generalmente soluzioni saline o colloidi, per mantenere una pressione sanguigna e una gittata cardiaca adeguate.
   - **Farmaci emostatici:** a seconda della causa, possono essere somministrati agenti come la desmopressina, i fattori di coagulazione o le piastrine.
   - **Trasfusioni :** I pazienti possono richiedere la trasfusione di globuli rossi, piastrine o altri componenti del sangue.
5. Identificare la causa e trattare
   - **Esame: gli** esami di imaging, come l'ecografia o la TAC, possono aiutare a localizzare la fonte dell'emorragia.
   - **Interventi :** Possono essere necessari interventi chirurgici o endoscopici per arrestare l'emorragia attiva.

Quando ci si trova di fronte a un'emergenza emorragica, un intervento rapido e preciso è essenziale per salvare delle vite. La formazione regolare, la conoscenza approfondita dei pazienti ematologici e la stretta collaborazione tra i diversi operatori sanitari sono fondamentali per garantire la migliore assistenza possibile in queste situazioni critiche.

Emergenze da chemioterapia

La chemioterapia, sebbene sia essenziale nel trattamento di molte patologie oncologiche ed ematologiche, non è priva di rischi. Può dare origine a una serie di complicazioni che possono diventare rapidamente emergenze mediche.

Comprendere queste emergenze e sapere come reagire è essenziale per tutti gli operatori sanitari che lavorano in ematologia.

1. Reazioni allergiche e anafilattiche
   - **Presentazione:** arrossamento, orticaria, gonfiore del viso, difficoltà respiratorie, ipotensione.
   - **Intervento:** interruzione immediata della chemioterapia, somministrazione di antistaminici, corticosteroidi o persino adrenalina in caso di reazione grave.
2. Sindrome da perdita capillare (CLS)
   - **Presentazione:** edema improvviso, aumento di peso, ipotensione.
   - **Intervento:** somministrazione di corticosteroidi e diuretici, regolazione dei liquidi e monitoraggio stretto.
3. Sindrome da lisi tumorale
   - **Presentazione:** iperkaliemia, iperuricemia, iperfosfatemia, insufficienza renale acuta.
   - **Intervento:** idratazione, alcalinizzazione delle urine, somministrazione di allopurinolo o rasburicase.
4. Tossicità cardiaca
   - **Presentazione:** dispnea, edema, aritmie, dolore toracico.
   - **Intervento:** Elettrocardiogramma, ecocardiografia, interruzione dell'agente chemioterapico in questione, somministrazione di agenti cardioprotettivi.
5. Polmonite indotta dalla chemioterapia
   - **Presentazione:** tosse, dispnea, febbre, ipossia.
   - **Intervento:** Radiografia del torace, interruzione dell'agente chemioterapico, corticosteroidi.
6. Neuropatia periferica
   - **Presentazione:** intorpidimento, formicolio, dolore, debolezza muscolare.
   - **Intervento:** riduzione della dose o interruzione dell'agente responsabile, farmaco per il dolore neuropatico.

7. Tossicità ematologica
- **Presentazione:** neutropenia febbrile, anemia, trombocitopenia.
- **Intervento:** emocolture, antibiotici ad ampio spettro, trasfusioni, fattori di crescita.

8. Sindrome della coda di rondine
- **Descrizione:** visione offuscata, ipertensione, disturbi neurologici.
- **Intervento:** Imaging cerebrale, riduzione della pressione intracranica, corticosteroidi.

La chemioterapia, sebbene potente e benefica, presenta innegabili sfide in termini di effetti collaterali e complicazioni. L'infermiere di ematologia deve essere preparato a identificare rapidamente queste emergenze e a intervenire in modo appropriato, in stretta collaborazione con il team medico, per garantire la sicurezza e il benessere del paziente. La formazione continua e l'esperienza sono essenziali per gestire con competenza queste situazioni complesse.

Protocolli di risposta rapida in ematologia

L'ematologia è un campo medico ricco e complesso, dove le emergenze possono presentarsi all'improvviso. Per garantire un'assistenza ottimale al paziente, è fondamentale che l'équipe medica possa contare su protocolli di intervento rapido. Questi protocolli mirano a standardizzare la risposta alle situazioni critiche, consentendo un'azione efficace e coordinata.

1. Sindrome da lisi tumorale
- **Presentazione:** iperkaliemia, iperuricemia, iperfosfatemia, insufficienza renale acuta.

- **Protocollo:** idratazione intensiva per via endovenosa, alcalinizzazione delle urine con bicarbonato di sodio, somministrazione di allopurinolo o rasburicase, stretto monitoraggio renale ed elettrolitico.

2. Neutropenia febbrile
- **Presentazione:** temperatura > 38°C con bassa conta dei neutrofili.
- **Protocollo:** raccolta rapida di emocolture, somministrazione immediata di antibiotici ad ampio spettro, monitoraggio dei segni di shock settico.

3. Emergenze emorragiche
- **Presentazione:** emorragia improvvisa, a volte massiccia.
- **Protocollo:** compressione delle aree emorragiche, trasfusione rapida di sangue (a seconda della situazione), somministrazione di fattori di coagulazione o piastrine, indagine della causa sottostante.

4. Reazioni da trasfusione
- **Presentazione:** febbre, brividi, dolore, dispnea poco dopo una trasfusione.
- **Protocollo:** interrompere la trasfusione, mantenere la flebo con la soluzione fisiologica, effettuare le emocolture, controllare la compatibilità del sangue, monitorare i segni di insufficienza renale.

5. Crisi vaso-occlusiva (anemia falciforme)
- **Presentazione:** dolore intenso, edema, febbre.
- **Protocollo:** idratazione, analgesia (spesso a base di oppioidi), ossigenoterapia se necessario, trasfusione di scambio nei casi gravi.

6. Trombosi o embolia
- **Presentazione:** dolore, edema, arrossamento (trombosi venosa), improvvisa mancanza di respiro, dolore toracico (embolia polmonare).
- **Protocollo:** anticoagulazione immediata, diagnostica per immagini, monitoraggio del sanguinamento.

7. Leucostasi (leucemia acuta)
- **Presentazione:** dispnea, confusione, visione offuscata.
- **Protocollo:** idratazione, eventualmente leucaferesi (filtrazione dei globuli bianchi), chemioterapia di induzione in alcuni casi.

Un intervento rapido ed efficace è essenziale in ematologia per prevenire gravi complicazioni. I protocolli di intervento rapido giocano un ruolo chiave nel dare ai pazienti le migliori possibilità di recupero. La formazione continua e le simulazioni regolari possono aiutare l'équipe medica a rimanere pronta e reattiva a queste emergenze.

Capitolo 20

AMBIENTE
E
ATTREZZATURE
SPECIFICHE

La camera sterile
e la camera a pressione negativa

In ematologia, alcuni pazienti necessitano di cure in ambienti appositamente studiati per proteggere la loro salute. Questo vale in particolare per i pazienti immunocompromessi o a rischio di infezione. Due tipi di camere sono particolarmente utilizzate in questo contesto: la camera sterile e la camera a pressione negativa. Anche se a prima vista possono sembrare simili, rispondono a esigenze diverse e hanno le loro caratteristiche specifiche.

1. La camera sterile: una bolla protettiva
- **Scopo:** è progettato per proteggere il paziente dalle infezioni esterne. È un ambiente in cui l'aria, gli oggetti e le persone vengono sterilizzati per ridurre al minimo il rischio di introdurre agenti infettivi.
- Caratteristiche :
  - **Aria filtrata:** i filtri HEPA vengono utilizzati per eliminare le particelle e i microrganismi.
  - **Ingresso e uscita controllati: Le** persone che entrano nella stanza devono seguire un protocollo rigoroso, tra cui indossare indumenti sterili e spesso fare una doccia antisettica.
  - **Monitoraggio costante:** Vengono effettuati controlli regolari per garantire la sterilità dell'ambiente.
- **Indicazioni :** Viene utilizzato principalmente per i pazienti che hanno subito un trapianto di midollo osseo o una chemioterapia intensiva, e che quindi si trovano in una profonda aplasia del midollo osseo.

2. La camera a pressione negativa: una barriera contro i contaminanti
- **Obiettivo:** impedire la diffusione di agenti infettivi al di fuori della stanza, proteggendo così il resto dell'ospedale.
- Caratteristiche :

- **Pressione negativa:** l'aria all'interno della camera viene costantemente aspirata verso un sistema di filtraggio, impedendo alle particelle di uscire.
- **Camera d'aria d'ingresso:** impedisce il movimento incontrollato dell'aria tra la camera e il resto della struttura.
- **Filtri HEPA:** purificano l'aria in uscita dalla camera, eliminando i potenziali agenti patogeni.
- **Indicazioni:** viene spesso utilizzato per i pazienti affetti da malattie trasmesse per via aerea, come la tubercolosi o alcune forme di influenza.

Conclusione

Ognuna di queste camere svolge un ruolo cruciale nella cura dei pazienti ematologici. Mentre la camera sterile agisce come un bozzolo protettivo per il paziente, la camera a pressione negativa assicura che gli agenti patogeni non si diffondano oltre le pareti della stanza. La padronanza delle caratteristiche e dei protocolli specifici associati a ciascuna camera è essenziale per gli infermieri, per garantire la sicurezza e il benessere del paziente.

Uso e manutenzione apparecchiature per ematologia

L'ematologia, al crocevia tra la ricerca clinica e l'assistenza pratica, richiede l'uso di attrezzature specifiche, le cui prestazioni sono fondamentali per una diagnosi accurata e una gestione appropriata. Gli infermieri di ematologia sono spesso in prima linea nell'utilizzo di queste apparecchiature, sia per il prelievo di campioni, che per la trasfusione o l'analisi. La manutenzione e il controllo di questi dispositivi sono quindi essenziali.

1. Centrifughe

Applicazione: Queste macchine sono utilizzate per separare i diversi componenti del sangue, come il plasma, le piastrine e i globuli rossi.

Manutenzione: devono essere puliti regolarmente per evitare la contaminazione. Anche il controllo dell'equilibrio e la sostituzione delle parti usurate sono fondamentali.

2. Analizzatori ematologici

Applicazione: Questi dispositivi automatizzati contano e classificano le cellule del sangue, fornendo informazioni vitali sullo stato di salute del paziente.

Manutenzione: la calibrazione, i controlli di qualità e la pulizia regolari sono essenziali per garantire risultati accurati.

3. Pompe per infusione e dispositivi per trasfusione

Uso: questi dispositivi sono utilizzati per somministrare farmaci, sangue o altri fluidi direttamente nel sistema circolatorio del paziente.

Manutenzione: i tubi devono essere cambiati regolarmente e le apparecchiature devono essere disinfettate dopo ogni utilizzo.

4. Macchine per la raccolta di cellule staminali

Uso: utilizzate nei trapianti di cellule staminali, queste macchine separano e raccolgono le cellule staminali dal sangue periferico.

Manutenzione: una sterilizzazione rigorosa è necessaria per prevenire le infezioni, e una manutenzione regolare assicura prestazioni ottimali.

5. Frigoriferi e congelatori per la conservazione del sangue

Uso: per conservare in modo sicuro gli emoderivati prima dell'uso.

Manutenzione: devono essere controllati quotidianamente per assicurarsi che gli intervalli di temperatura siano rispettati. Inoltre, una pulizia regolare impedisce la proliferazione dei batteri.

L'infermiere di ematologia svolge un ruolo fondamentale nell'uso e nella manutenzione delle apparecchiature, garantendo non solo il buon funzionamento dell'assistenza, ma anche la sicurezza del paziente. Una conoscenza approfondita di ogni apparecchiatura, unita a procedure di manutenzione rigorose, consente di fornire un'assistenza di alta qualità, riducendo al minimo i rischi. Questo equilibrio può essere mantenuto solo attraverso la formazione continua, l'aggiornamento delle competenze e la stretta collaborazione con i team tecnici.

Tecnologia e digitalizzazione in ematologia : progressi e implicazioni per gli infermieri

L'era della digitalizzazione ha aperto le porte a una moltitudine di innovazioni in campo medico. L'ematologia, come altre specialità, ha beneficiato di questi progressi, stravolgendo il ruolo tradizionale dell'infermiere. La tecnologia ha reso possibile ciò che un tempo era impensabile, cambiando il modo in cui gli infermieri interagiscono con i pazienti e il modo in cui gestiscono le loro responsabilità quotidiane.

1. Telemedicina :
La telemedicina consente agli infermieri di monitorare i pazienti con malattie ematologiche a distanza, soprattutto quando sono a casa. Utilizzando applicazioni dedicate, i pazienti possono segnalare i loro sintomi, fornendo un mezzo di monitoraggio in tempo reale e un intervento precoce in caso di complicazioni.

2. Applicazioni e piattaforme per la gestione dei pazienti:
Queste piattaforme digitali centralizzano le informazioni del paziente, compresa la sua storia medica, i farmaci attuali e gli esami di laboratorio. L'infermiere può accedere a queste informazioni istantaneamente, migliorando l'efficienza dell'assistenza.

3. Dispositivi portatili di monitoraggio del paziente:
Dagli smartwatch ai braccialetti connessi, questi dispositivi possono monitorare la frequenza cardiaca, la pressione sanguigna e altri indicatori vitali, avvisando l'infermiere e l'équipe di assistenza di qualsiasi cambiamento potenzialmente preoccupante.

4. Robot in ematologia :
Alcuni processi, come la miscelazione e la preparazione dei farmaci chemioterapici, sono ora automatizzati, riducendo gli errori e garantendo una maggiore sicurezza del paziente.

5. Realtà virtuale (VR) :
Viene utilizzato per formare gli infermieri di ematologia. Grazie alla VR, possono allenarsi nelle procedure senza mettere in pericolo un paziente reale.

6. Intelligenza artificiale e analisi dei dati:
Gli algoritmi di AI possono aiutare a rilevare le anomalie negli esami del sangue o ad anticipare i rischi per il paziente, aiutando gli infermieri a prendere decisioni informate.

Implicazioni per gli infermieri:
Sebbene queste innovazioni offrano molti vantaggi, sollevano anche delle sfide per gli infermieri di ematologia. La formazione continua è essenziale per padroneggiare queste nuove tecnologie. Inoltre, sebbene la digitalizzazione faciliti molti processi, non può sostituire il

tocco umano, l'empatia e la comunicazione faccia a faccia, che rimangono al centro della professione infermieristica.

L'intersezione della tecnologia e della digitalizzazione con l'ematologia ha indubbiamente rimodellato il panorama medico, offrendo strumenti inestimabili per migliorare l'assistenza ai pazienti. Tuttavia, mentre questi progressi continuano ad evolversi, è imperativo che gli infermieri rimangano al centro dell'assistenza, utilizzando la tecnologia come strumento e non come sostituto della loro competenza e compassione.

Capitolo 21

PROSPETTIVE INTERNAZIONALI E COMPARATIVO

Assistenza ematologica: variazioni da Paese a Paese

La medicina è una disciplina universale, ma la sua applicazione e il suo accesso possono variare notevolmente da un Paese all'altro. L'assistenza ematologica non fa eccezione ed è influenzata da fattori quali la politica sanitaria, l'economia, la cultura e persino la storia di un Paese. Analizziamo in che modo questi elementi danno forma all'assistenza ematologica nel mondo.

1. Disponibilità di risorse mediche:
   * Nei Paesi sviluppati, gli ospedali e le cliniche sono spesso dotati di tecnologie all'avanguardia, che consentono la diagnosi e il trattamento precoce delle malattie ematologiche.
   * Al contrario, nei Paesi in via di sviluppo può mancare un'attrezzatura diagnostica avanzata, che può ritardare la diagnosi e il trattamento.
2. Accesso ai farmaci:
   * Alcuni Paesi, in particolare quelli con sistemi sanitari solidi, hanno un accesso ampio e rapido ai farmaci più recenti.
   * Altri, a causa di vincoli finanziari o burocratici, potrebbero non avere accesso a questi farmaci o riceverli con notevole ritardo.
3. Formazione e istruzione :
   * I Paesi con forti sistemi di formazione medica producono specialisti in ematologia altamente qualificati.
   * Nelle regioni in cui la formazione è meno accessibile, può esserci una carenza di specialisti, che può influire sulla qualità dell'assistenza.

4. Tradizione e medicina alternativa :
   - In molte culture, gli approcci tradizionali o alternativi possono essere privilegiati prima o insieme alla medicina moderna.
   - Comprendere e rispettare queste scelte è fondamentale per fornire un'assistenza olistica.
5. Politica sanitaria :
   - Le politiche governative influenzano notevolmente le modalità di erogazione delle cure ematologiche. Per esempio, alcuni Paesi possono avere programmi di screening universali per alcune malattie ematologiche.
   - Altri, a causa di restrizioni di budget o altre priorità, potrebbero non offrire questi servizi.
6. Economia e finanziamento :
   - Il trattamento ematologico, soprattutto con terapie avanzate, può essere costoso. Nei Paesi con un sistema sanitario universale o un'assicurazione solida, i pazienti hanno generalmente meno preoccupazioni finanziarie.
   - Altrove, il costo può essere una barriera importante per l'accesso all'assistenza sanitaria.

L'assistenza ematologica è uno specchio che riflette le complessità e le disuguaglianze del mondo medico globale. Mentre alcuni pazienti beneficiano dei più recenti progressi nella diagnosi e nel trattamento, altri lottano per accedere anche alle cure più basilari. Riconoscere questa diversità è il primo passo per costruire un mondo in cui l'assistenza ematologica di qualità sia una realtà per tutti, indipendentemente dalla geografia o dalla ricchezza.

Le migliori pratiche internazionali in ematologia

L'ematologia, come qualsiasi altro campo medico, è in costante evoluzione grazie alla ricerca, all'innovazione tecnologica e alla collaborazione internazionale. Le "best practice" sono strategie o tecniche basate sull'evidenza scientifica, che hanno dimostrato di essere le più efficaci nella gestione dei pazienti. Queste pratiche possono variare da regione a regione, ma alcuni standard sono riconosciuti e adottati in tutto il mondo. Esploriamo insieme queste best practice in ematologia.

1. Protocolli di trattamento basati sulle evidenze:
   - L'importanza degli studi clinici randomizzati e della meta-analisi per determinare l'efficacia dei trattamenti.
   - Aggiornamento costante delle linee guida terapeutiche in linea con le nuove scoperte.
2. Diagnosi precoce e screening:
   - Utilizzo di tecniche avanzate, come il sequenziamento di nuova generazione, per individuare mutazioni specifiche e personalizzare il trattamento.
   - Programmi di screening per i gruppi a rischio di alcune malattie ematologiche.
3. Approccio multidisciplinare:
   - Stretta collaborazione tra ematologi, oncologi, radiologi, patologi e altri specialisti per garantire un'assistenza completa al paziente.
   - Riunioni regolari di consultazione multidisciplinare per discutere i casi complessi.
4. Assistenza centrata sul paziente:
   - Garantire una comunicazione trasparente con i pazienti e le loro famiglie, educandoli alla malattia e al trattamento.
   - Tenendo conto delle esigenze psicologiche, sociali ed emotive del paziente.
5. Formazione continua :
   - Incoraggiare la formazione continua degli operatori sanitari per tenersi aggiornati sugli ultimi progressi.
   - Partecipazione a conferenze, seminari e corsi di formazione internazionali.

6. Ricerca e partecipazione a studi clinici:
   - Promuovere l'importanza della ricerca clinica per scoprire nuovi trattamenti o migliorare gli approcci esistenti.
   - Stabilire collaborazioni internazionali per sperimentazioni su larga scala.
7. Sicurezza e qualità delle cure:
   - Utilizzo di protocolli standardizzati per ridurre al minimo gli errori.
   - Monitoraggio regolare degli effetti collaterali e attuazione di strategie per gestirli.
8. Accesso all'assistenza sanitaria :
   - Garantire a tutti i pazienti, indipendentemente dalla loro situazione socio-economica, l'accesso a cure di alta qualità.
   - Collaborare con le ONG e altre organizzazioni per facilitare l'accesso ai farmaci e ai trattamenti nelle regioni meno privilegiate.

Le migliori pratiche in ematologia sono il risultato di anni di ricerca, collaborazione e dedizione da parte della comunità medica mondiale. L'adozione di queste pratiche non solo garantisce una migliore assistenza ai pazienti, ma anche un costante progresso nella comprensione e nel trattamento delle malattie ematologiche. In un mondo globalizzato, la collaborazione e lo scambio di competenze sono essenziali per continuare a migliorare l'assistenza a tutti i pazienti, ovunque essi si trovino.

Scambi e cooperazione internazionali per gli infermieri di ematologia

Quello dell'ematologia è un mondo in costante evoluzione, dove ogni scoperta e progresso fa arretrare i confini di ciò che sappiamo e di ciò che possiamo ottenere. Per gli infermieri di ematologia, essere al centro di questi progressi non significa solo tenersi aggiornati con le tecniche e i protocolli. È anche un'opportunità per costruire ponti, condividere conoscenze e arricchire la nostra pratica attraverso le interazioni con professionisti di tutto il mondo.

La globalizzazione e i progressi tecnologici hanno avvicinato i professionisti della sanità come mai prima d'ora. Lo scambio di competenze, metodologie ed esperienze tra infermieri di ematologia da una nazione all'altra è diventato comune, ma è molto di più. Si tratta di una simbiosi che consente a ciascun partecipante di crescere, imparare e contribuire a un obiettivo comune: la migliore assistenza possibile per i pazienti.

Molti programmi e istituzioni in tutto il mondo offrono opportunità di scambio per gli infermieri. Questi programmi consentono agli infermieri non solo di osservare come vengono erogate le cure ematologiche in altre culture e sistemi sanitari, ma anche di condividere le proprie conoscenze e prospettive. Le differenze tra i sistemi sanitari, gli approcci culturali alla malattia e all'assistenza e le tecniche innovative utilizzate altrove possono offrire spunti preziosi che arricchiscono e diversificano la pratica di ogni infermiere.

Ma questi scambi non sono unilaterali. Gli infermieri di ematologia che partecipano a questi programmi contribuiscono anche portando la loro esperienza e la loro prospettiva unica ai loro ospiti. Diventano ambasciatori delle loro istituzioni e dei loro Paesi, condividendo le migliori pratiche, i protocolli di successo e le lezioni apprese.

Oltre agli scambi formali, le conferenze internazionali di ematologia offrono opportunità di networking e collaborazione. Questi eventi riuniscono le menti più brillanti del settore, consentendo discussioni approfondite, dibattiti e collaborazioni su studi e progetti di ricerca. Per un infermiere di ematologia, partecipare a queste conferenze è un'opportunità preziosa per ampliare i propri orizzonti professionali, incontrare colleghi provenienti da diverse parti del mondo e immergersi negli ultimi progressi del settore.

Al di là delle conoscenze e delle competenze, ciò che questi scambi e queste iniziative di cooperazione portano soprattutto è la comprensione reciproca. Ricordano che, a prescindere dalla distanza o dalle differenze culturali, il cuore della professione infermieristica rimane lo stesso: compassione, dedizione e impegno per il benessere dei pazienti.

Quindi, attraverso queste collaborazioni internazionali, gli infermieri di ematologia non si limitano a perfezionare le loro competenze. Stanno creando legami, stabilendo collaborazioni e, insieme, spingendo indietro i confini di ciò che è possibile fare in ematologia, a beneficio dei pazienti di tutto il mondo.

Capitolo 22

PREVENZIONE E PROMOZIONE IN EMATOLOGIA

Campagne di sensibilizzazione malattie del sangue

La sensibilizzazione è uno strumento potente per educare, informare e ispirare azioni concrete a favore di una causa. Nel caso dei disturbi del sangue, la sensibilizzazione può non solo aiutare a individuare e trattare queste malattie più precocemente, ma anche demistificare alcune idee preconcette e fornire sostegno ai pazienti e alle loro famiglie.

1. Perché la sensibilizzazione è fondamentale?
Esistono molte condizioni ematologiche, alcune comuni e altre più rare. Tuttavia, nonostante la loro prevalenza, la conoscenza generale di queste malattie può essere limitata. Aumentare la consapevolezza aiuta a :
* Riconoscere i primi sintomi.
* Incoraggiare lo screening regolare.
* Demistificare le malattie del sangue.
* Sensibilizzazione alla donazione di sangue e midollo osseo.
* Promuovere la ricerca e i finanziamenti.

2. I protagonisti della sensibilizzazione
Non sorprende che gli operatori sanitari, i pazienti, le loro famiglie e le associazioni siano in prima linea negli sforzi di sensibilizzazione. Insieme, creano campagne mirate, organizzano eventi e mobilitano i media per portare il messaggio a un pubblico più ampio.

3. Tipi di campagne di sensibilizzazione
* **Giorni o mesi di sensibilizzazione specifici**: come la Giornata Mondiale della Talassemia o il Mese della Consapevolezza della Leucemia, questi periodi dedicati sono ideali per intensificare gli sforzi di comunicazione ed educazione.

- **Campagne di donazione di sangue e midollo osseo**: incoraggiare il pubblico a donare è essenziale per molti pazienti affetti da malattie del sangue.
- **Conferenze e workshop**: rivolti agli operatori sanitari, ai pazienti e al pubblico in generale, questi eventi educativi riguardano i recenti progressi, le sfide attuali e le speranze per il futuro.
- **Azione nelle scuole e nelle università**: educare i giovani sulle malattie del sangue può aiutare a promuovere abitudini sane e incoraggiare la prossima generazione a impegnarsi.

4. Il ruolo dei social media

Piattaforme come Facebook, Twitter e Instagram sono diventate strumenti preziosi per la sensibilizzazione. Storie personali, informazioni aggiornate e sfide online possono raggiungere e coinvolgere rapidamente un vasto pubblico.

5. Misurare l'impatto

Misurare l'efficacia delle campagne è fondamentale per garantire che le risorse siano utilizzate in modo saggio e che il messaggio raggiunga il suo obiettivo. Feedback, sondaggi, analisi dei social media e dati sulle donazioni di sangue possono fornire informazioni preziose.

La sensibilizzazione sulle malattie del sangue è un impegno continuo che richiede la collaborazione, la passione e la dedizione di tutti i soggetti coinvolti. Ogni iniziativa, grande o piccola che sia, contribuisce a un futuro migliore per le persone affette da queste patologie.

Promuovere le donazioni di sangue e midollo osseo

La donazione di sangue e midollo osseo è essenziale per molti pazienti affetti da malattie ematologiche. Queste donazioni offrono una seconda possibilità di vita, sostengono trattamenti vitali e promuovono la ricerca. Tuttavia, nonostante la sua importanza, c'è ancora un bisogno urgente di donatori. La promozione di queste donazioni è quindi fondamentale per colmare il divario tra domanda e offerta.

1. L'importanza delle donazioni
   - **Salvare vite**: una singola donazione di sangue può aiutare fino a tre pazienti, e una donazione di midollo osseo può essere l'unica possibilità di sopravvivenza per un paziente affetto da leucemia o altre malattie del sangue.
   - **Supporto alle cure mediche**: le trasfusioni di sangue sono comunemente utilizzate in molte procedure mediche, dagli interventi chirurgici maggiori al trattamento del cancro.
   - **Ricerca e sviluppo**: Le donazioni di sangue contribuiscono anche alla ricerca medica, aprendo la strada a nuove scoperte e trattamenti.
2. Demistificare il processo di donazione
   - **La sicurezza prima di tutto**: le procedure di donazione di sangue e midollo osseo sono strettamente regolamentate per garantire la sicurezza del donatore e del ricevente.
   - **Il processo**: informare il pubblico su cosa aspettarsi, su quanto tempo ci vorrà e su come saranno assistiti può aiutare a dissipare paure o incomprensioni.
3. Campagne di sensibilizzazione
   - **Giornate speciali di donazione**: organizzare giornate dedicate alla donazione di sangue e midollo osseo in ospedali, università e altre istituzioni.
   - **Testimonianze**: le storie di persone che hanno beneficiato di trasfusioni o trapianti di midollo osseo possono avere un forte impatto emotivo e motivare i potenziali donatori.

- **Partnership con i media**: collaborazione con stazioni radio, canali televisivi e giornali per trasmettere messaggi di sensibilizzazione.

4. Mobilitazione dei giovani

I giovani adulti sono spesso in ottima salute, il che li rende particolarmente adatti alla donazione. Sensibilizzarli fin da piccoli può creare una cultura della donazione che proseguirà in età adulta.

- **Campagne nelle scuole e nelle università**: si possono organizzare workshop, conferenze o giornate di donazione per incoraggiare gli studenti a donare.
- **Ambasciatori dei giovani**: nominare studenti motivati per promuovere le donazioni tra i loro coetanei.

5. Assistenza post-donazione

Riconoscere e ringraziare i donatori è essenziale per incoraggiare le donazioni ripetute.

- **Certificati e riconoscimenti**: offra certificati o distintivi per riconoscere il contributo del donatore.
- **Follow-up e assistenza**: Follow-up dopo la donazione per assicurarsi che il donatore si senta bene e sia pronto a donare di nuovo.

La promozione della donazione di sangue e midollo osseo richiede uno sforzo concertato da parte della società nel suo complesso. È una causa che ha il potere di collegare gli individui, unire le comunità e salvare vite umane. E ogni donazione conta. Ogni gesto fa la differenza.

Il ruolo dell'infermiere nei programmi di prevenzione

Gli infermieri svolgono un ruolo centrale nella salute pubblica. In quanto perno del sistema sanitario, sono coinvolti non solo nell'assistenza curativa, ma anche nella prevenzione. I programmi di prevenzione sono progettati per educare, sensibilizzare e aiutare le persone ad adottare comportamenti sani, al fine di evitare l'insorgenza o la progressione delle malattie. Gli infermieri svolgono diversi ruoli chiave in questo contesto:

1. Educatore sanitario :
Gli infermieri informano i pazienti sui rischi associati a determinate malattie, sui comportamenti da adottare e sulle azioni da evitare. Danno consigli pratici, dimostrano le tecniche (ad esempio, come lavarsi le mani in modo corretto) e forniscono risorse educative.

2. Promotore della salute :
Oltre a fornire semplicemente informazioni, gli infermieri incoraggiano attivamente le persone a prendersi cura della propria salute, sia attraverso vaccinazioni, screening regolari o adottando uno stile di vita sano.

3. Valutatore :
Gli infermieri effettuano controlli sulla salute, identificano i rischi potenziali per ogni individuo e indirizzano i pazienti agli specialisti, se necessario. In alcuni casi, possono anche effettuare dei test di screening.

4. Coordinatore dell'assistenza:
Nell'ambito dei programmi di prevenzione, gli infermieri lavorano spesso in collaborazione con altri professionisti della salute. In questo modo, assicurano un coordinamento ottimale delle cure per il paziente, facilitando l'accesso alle risorse necessarie e fornendo un follow-up regolare.

5. Consulente :
Di fronte a decisioni mediche talvolta complesse, gli infermieri offrono supporto e consigli validi ai pazienti, aiutandoli a fare scelte informate sulla loro salute.

6. Difensore del paziente:
Gli infermieri difendono i diritti dei pazienti e si assicurano che ricevano un'assistenza adeguata senza discriminazioni. Possono anche svolgere un ruolo attivo nel sensibilizzare l'opinione pubblica su determinati problemi di salute.

7. Ricercatore :
In alcuni casi, gli infermieri possono partecipare a studi e ricerche volti a migliorare i programmi di prevenzione, analizzando la loro efficacia e suggerendo miglioramenti.

8. Allenatore :
Gli infermieri possono essere chiamati a formare altri professionisti della salute o membri della comunità sulle pratiche di prevenzione.

Gli infermieri svolgono un ruolo chiave nei programmi di prevenzione. La loro vicinanza ai pazienti, la loro competenza medica e la loro capacità di lavorare in team conferiscono loro un ruolo unico nella promozione di una salute globale e sostenibile. Lavorano ogni giorno per migliorare la qualità della vita di tutti, prevenendo piuttosto che curando.

Capitolo 23

ASPETTI CULTURALI E DIVERSITÀ

Comprendere e rispettare
la diversità culturale dei pazienti

Nel mondo interconnesso di oggi, gli assistenti, e gli infermieri in particolare, sono spesso in contatto con pazienti provenienti da contesti culturali diversi. Comprendere e rispettare queste differenze culturali non è solo una necessità etica, ma è anche fondamentale per fornire un'assistenza adeguata ed efficace.

Quando parliamo di diversità culturale, non ci riferiamo solo all'etnia o alla nazionalità, ma anche alla religione, all'orientamento sessuale, all'età, al sesso, alla disabilità e a molti altri fattori che plasmano l'identità e le esperienze di vita di una persona. Ogni individuo ha la sua storia, le sue credenze, i suoi valori e le sue pratiche, che possono influenzare la sua percezione della malattia, del benessere e dell'assistenza medica.

Dedicare del tempo alla comprensione del contesto culturale del paziente può avere un impatto significativo sull'esito dell'assistenza. Per esempio, alcuni pazienti possono avere restrizioni alimentari legate alle loro credenze religiose, o opinioni diverse sugli interventi medici in base alle loro esperienze culturali. Se queste sfumature non vengono riconosciute e rispettate, possono verificarsi incomprensioni, insoddisfazione e, cosa più grave, errori medici.

La comunicazione è al centro di questa comprensione. Ciò significa ascoltare attivamente, fare domande aperte e non dare mai per scontato di conoscere le esigenze o le preferenze di un paziente solo in base al suo aspetto o al suo nome. Gli assistenti devono anche essere consapevoli dei propri pregiudizi e sforzarsi di metterli da parte quando interagiscono con i pazienti.

Il rispetto per la diversità culturale va oltre la semplice tolleranza. Significa riconoscere e valorizzare le differenze come risorse. Può significare imparare alcune parole chiave in un'altra lingua, acquisire familiarità con le usanze e le tradizioni di una particolare cultura, o informarsi sui rimedi tradizionali che i pazienti potrebbero utilizzare insieme ai trattamenti occidentali.

È anche importante ricordare che, sebbene l'approccio medico occidentale abbia i suoi meriti, non è l'unica strada per la guarigione. Integrare e valorizzare le pratiche tradizionali o complementari, ove opportuno, può non solo migliorare l'efficacia dell'assistenza, ma anche rafforzare la fiducia tra paziente e curante.

In definitiva, la chiave sta nel creare uno spazio di cura inclusivo, dove ogni paziente viene visto e trattato come un individuo unico, con la propria storia, le proprie convinzioni e le proprie esigenze. In un ambiente di questo tipo, è più probabile che i pazienti si sentano compresi, rispettati e assistiti in modo olistico, il che porta a risultati migliori per tutti.

Impatto culturale sulle credenze e i comportamenti legati alla salute

La cultura è un insieme di valori, credenze, costumi e pratiche che influenzano il modo in cui le persone percepiscono e interagiscono con il mondo circostante. Quando si tratta di salute, la cultura gioca un ruolo dominante, dando forma a credenze, comportamenti e atteggiamenti nei confronti della malattia, del trattamento, della cura e persino della prevenzione. Queste influenze culturali possono variare notevolmente da una comunità all'altra e persino all'interno di una particolare comunità.

- **Concezione della malattia**: in molte culture, la malattia non è vista semplicemente come una disfunzione biologica o fisiologica. Può essere vista come il risultato di uno squilibrio energetico, di una punizione divina, di una possessione da parte degli spiriti o di un disallineamento con le forze naturali. Ad esempio, alcune culture credono che gli spiriti maligni o il malocchio possano causare malattie.
- **Approcci terapeutici**: i trattamenti variano in base alle credenze culturali. Mentre la medicina occidentale si concentra sui farmaci e sulla chirurgia, altre culture possono privilegiare la fitoterapia, l'agopuntura, la preghiera, la meditazione o i rituali spirituali.
- **Ruoli e responsabilità**: in alcune culture, la famiglia svolge un ruolo centrale nel processo decisionale in materia di assistenza sanitaria, mentre in altre l'individuo può essere il principale decisore. Allo stesso modo, i ruoli tradizionali di genere possono influenzare chi prende le decisioni e come viene percepita l'assistenza sanitaria.
- **Comunicazione sanitaria**: il modo in cui vengono descritti i sintomi, la preferenza per la divulgazione diretta o indiretta di informazioni mediche e persino la tolleranza al dolore possono essere influenzati da fattori culturali.
- **Atteggiamento nei confronti degli operatori sanitari**: in alcune culture, i medici e gli altri operatori sanitari sono considerati con immenso rispetto e non possono essere messi in discussione, mentre in altre i pazienti possono preferire trattamenti alternativi o guaritori tradizionali.
- **Comportamenti preventivi**: La percezione culturale della salute e della malattia può influenzare la partecipazione a comportamenti preventivi, come la vaccinazione, i controlli regolari o anche la dieta e l'esercizio fisico.

È essenziale che gli operatori sanitari riconoscano e rispettino queste diverse credenze e comportamenti culturali, al fine di fornire un'assistenza centrata sul paziente. Un approccio che non tenga conto della cultura del paziente può essere non solo inefficace, ma anche potenzialmente dannoso. Comprendendo e integrando la prospettiva culturale del paziente, gli operatori sanitari possono costruire un rapporto di fiducia, migliorando l'efficacia dell'assistenza e la soddisfazione del paziente.

Strategie per un'assistenza appropriata e inclusiva

La diversità culturale, etnica e sociale dei pazienti richiede un approccio all'assistenza che riconosca e valorizzi queste differenze. Gli operatori sanitari devono sforzarsi di fornire un'assistenza su misura per ogni individuo, tenendo conto del suo background culturale e delle sue esigenze specifiche. Ecco alcune strategie per raggiungere questo obiettivo:

- **Formazione interculturale**: incoraggiare la formazione continua degli operatori sanitari per consentire loro di comprendere le varie credenze, valori e pratiche che possono influenzare le decisioni mediche dei pazienti.
- **Comunicazione attiva**: imparare le abilità di comunicazione interculturale, come l'ascolto attivo, la riformulazione e la ricerca di feedback, per assicurarsi che le informazioni siano comprese correttamente.
- **Servizi di interpretariato**: nelle aree multilingue, accesso a interpreti qualificati o a strumenti di traduzione per garantire una comunicazione chiara tra operatori sanitari e pazienti.
- **Lavoro di rete con la comunità**: collaborare con i leader o le organizzazioni della comunità per

comprendere e rispettare le esigenze e le credenze specifiche di ciascun gruppo.

- **Risorse inclusive**: materiale didattico adattato a diversi gruppi culturali e linguistici, con illustrazioni ed esempi pertinenti.
- **Valutazione individuale**: evitare di generalizzare o stereotipare. Ponga domande aperte e rispettose per capire le esigenze e le preferenze individuali di ogni paziente.
- **Approccio olistico**: riconoscere che la salute comprende il benessere fisico, mentale, emotivo e spirituale. Prendere in considerazione tutti questi aspetti quando si fornisce assistenza.
- **Coinvolgimento del paziente e della famiglia**: coinvolgere attivamente i pazienti e le loro famiglie nel processo decisionale, rispettando le loro convinzioni e scelte.
- **Adattabilità**: essere flessibili negli approcci terapeutici, prendendo in considerazione trattamenti alternativi o complementari se appropriati e sicuri per il paziente.
- **Supporto tra pari**: incoraggiare gli scambi tra pazienti con lo stesso background culturale o con esperienze simili per condividere consigli e strategie di coping.
- **Revisione e miglioramento continuo**: valutare regolarmente l'efficacia degli interventi e il feedback dei pazienti per garantire che l'assistenza sia appropriata e inclusiva.
- **Creare un ambiente accogliente**: Elementi come la segnaletica multilingue, le decorazioni culturalmente diverse e persino la musica possono contribuire a creare un ambiente in cui i pazienti si sentano apprezzati e a proprio agio.

L'assistenza adattata e inclusiva si basa sul rispetto, sulla comprensione e sulla compassione. Implementando queste strategie, gli operatori sanitari possono fornire un'assistenza di alta qualità che soddisfi le esigenze uniche di ogni paziente, onorando e valorizzando la sua identità culturale.

Capitolo 24

IL FUTURO DELL'EMATOLOGIA E LE SFIDE FUTURE

Nuove tecnologie
e innovazioni in ematologia

La medicina è in costante evoluzione e ha sempre beneficiato dell'avvento di nuove tecnologie. L'ematologia, lo studio dei disturbi del sangue, non fa eccezione a questa tendenza. Gli ultimi anni hanno visto alcune innovazioni notevoli che stanno trasformando il modo in cui diagnostichiamo, trattiamo e gestiamo i disturbi del sangue.

* **Sequenziamento genomico di nuova generazione**: il sequenziamento genomico consente di individuare in modo esaustivo le mutazioni genetiche che potrebbero essere la causa di varie malattie del sangue. Queste informazioni possono essere utilizzate per sviluppare trattamenti personalizzati.
* **Terapie mirate**: utilizzando la genetica molecolare, è ora possibile creare farmaci che colpiscono specificamente le cellule malate, riducendo così gli effetti collaterali associati alle terapie più globali.
* **Immunoterapia**: le terapie CAR-T, ad esempio, modificano le cellule immunitarie del paziente, in modo che queste prendano di mira e attacchino le cellule tumorali.
* **Biopsia liquida**: questo metodo rileva le cellule tumorali o i frammenti di DNA tumorale che circolano nel sangue, offrendo un'alternativa meno invasiva alla biopsia tradizionale.
* **Microfluidica**: i dispositivi che manipolano piccoli volumi di fluido possono analizzare rapidamente le cellule del sangue e rilevare le malattie.
* **Tecnologie di editing genico, come CRISPR-Cas9**: questi strumenti consentono di modificare o 'correggere' alcune mutazioni genetiche e hanno un potenziale terapeutico in malattie come l'anemia falciforme.

- **Sistemi informativi e intelligenza artificiale**: con lo sviluppo dei Big Data, gli algoritmi possono ora aiutare nella diagnosi, nell'analisi dei campioni di sangue e nella previsione delle risposte terapeutiche.
- **Tecnologia indossabile**: i dispositivi indossabili possono monitorare continuamente alcuni parametri, come la coagulazione del sangue, e trasmettere questi dati in tempo reale agli operatori sanitari.
- **Terapie geniche:** tecniche volte a introdurre o modificare le informazioni genetiche all'interno delle cellule di un paziente per trattare una malattia.
- **Stimolazione magnetica transcranica (TMS)**: utilizzata nel trattamento della depressione, sono in corso ricerche per esplorare la sua potenziale utilità nei disturbi ematologici legati al midollo osseo.
- **Nanotecnologia**: l'uso di nanoparticelle per somministrare farmaci direttamente alle cellule malate o per migliorare l'imaging.

Queste innovazioni, pur essendo promettenti, richiedono ulteriori studi per garantire la loro efficacia e sicurezza a lungo termine. Tuttavia, offrono la speranza di miglioramenti significativi nella diagnosi, nel trattamento e nella gestione delle malattie del sangue in futuro. Integrando queste tecnologie nella pratica clinica, gli ematologi possono sperare di ottenere risultati migliori e una migliore qualità di vita per i loro pazienti.

Le sfide dell'invecchiamento della popolazione

La transizione demografica verso un mondo in cui una percentuale significativa della popolazione è anziana è un fenomeno sempre più marcato. L'invecchiamento della popolazione è il risultato di una combinazione di due fattori: l'aumento dell'aspettativa di vita grazie ai progressi della medicina e il calo del tasso di natalità in molte parti del mondo. Sebbene questo sia spesso visto come una storia di successo per le nostre società moderne, l'invecchiamento della popolazione porta con sé una serie di sfide e problemi.

Una delle questioni chiave è la **salute**. Gli anziani hanno maggiori probabilità di soffrire di un'ampia gamma di condizioni croniche che richiedono un'assistenza medica prolungata. La prevalenza di malattie degenerative come l'Alzheimer, il Parkinson e varie forme di artrite aumenta con l'età. Di conseguenza, i sistemi sanitari devono adattarsi per soddisfare la crescente domanda di assistenza specialistica e domiciliare.

L'invecchiamento della popolazione ha anche **ripercussioni economiche**. Una volta in pensione, gli anziani dipendono principalmente dalle loro pensioni o dai loro risparmi per vivere. Con una percentuale crescente di popolazione che non lavora più, gli attuali sistemi pensionistici, spesso basati sul sistema a ripartizione, potrebbero essere messi sotto pressione. La questione della sostenibilità delle pensioni sta quindi diventando cruciale.

Da una prospettiva **sociale**, l'invecchiamento demografico sta cambiando anche le dinamiche delle famiglie e delle comunità. La solidarietà intergenerazionale è messa a dura prova, in quanto le generazioni più giovani devono spesso conciliare i propri obblighi professionali e familiari con l'assistenza agli anziani.

Anche la **pianificazione urbana** e lo **sviluppo regionale** ne risentono. Le città devono ripensare le loro infrastrutture per renderle più accessibili agli anziani: trasporti pubblici adattati, sviluppo urbano sicuro, alloggi adattati e accessibili e spazi pubblici pensati per tutti.

Infine, c'è una questione culturale. In molte culture, gli anziani sono visti come depositari della saggezza e della storia. Tuttavia, in un mondo in costante cambiamento, caratterizzato dalla tecnologia digitale e dalle rivoluzioni tecnologiche, il **posto e il ruolo degli** anziani nella società possono essere messi in discussione.

Di fronte a queste sfide, dobbiamo ripensare i nostri modelli sociali, economici e sanitari. L'adattamento a questa nuova realtà demografica richiede un approccio olistico, che coinvolga tutti gli attori della società, dal settore pubblico a quello privato, passando per la società civile. La sfida è immensa, ma offre anche l'opportunità di costruire un mondo più inclusivo, dove ogni generazione trova il suo posto e dà il suo contributo.

Guardando al futuro :
l'ematologia di domani

L'ematologia, la branca medica dedicata allo studio del sangue, delle sue malattie e del loro trattamento, ha compiuto enormi progressi negli ultimi decenni. Oggi, grazie alla convergenza di tecnologia, ricerca e pratica clinica, siamo all'alba di una nuova era per questa specialità. Se guardiamo all'ematologia del futuro, vediamo un mondo in cui la medicina è più precisa, personalizzata, preventiva e partecipativa.

1. Medicina personalizzata: la rivoluzione genomica ha già iniziato a trasformare il trattamento delle malattie ematologiche. I pazienti non sono più classificati semplicemente in base ai sintomi della loro malattia, ma in base al loro profilo genetico unico. Ciò consente un approccio su misura, in cui i trattamenti sono progettati specificamente in base alla genetica del paziente, aumentando l'efficacia e riducendo gli effetti collaterali.

2. Terapie avanzate: Le terapie cellulari, come la terapia CAR-T, in cui le cellule del paziente vengono modificate per attaccare le cellule tumorali, stanno guadagnando terreno. Anche se costosi, questi trattamenti hanno mostrato tassi di successo notevoli per alcuni tumori del sangue precedentemente considerati incurabili.

3. Miglioramento della diagnosi: la tecnologia permette di ottenere immagini sempre più precise del corpo umano. Ciò significa che le diagnosi possono essere effettuate in modo più rapido e accurato. Inoltre, l'intelligenza artificiale e l'apprendimento automatico potrebbero aiutare i medici a individuare le malattie in una fase molto più precoce.

4. Prevenzione proattiva: con una migliore comprensione dei fattori di rischio genetici e ambientali, potremmo essere in grado di identificare le persone a rischio di sviluppare determinate malattie ematologiche e di intervenire molto prima della comparsa dei primi sintomi.

5. Coinvolgimento del paziente: I progressi tecnologici, come le applicazioni sanitarie e gli oggetti connessi, potrebbero consentire ai pazienti di monitorare il proprio stato di salute, di comprendere la propria malattia e di svolgere un ruolo più attivo nel proprio trattamento.

6. Collaborazione globale: le malattie non conoscono confini, e nemmeno la scienza. L'ematologia di domani sarà caratterizzata da una collaborazione senza precedenti tra ricercatori, medici e pazienti di tutto il mondo. Questa collaborazione potrebbe accelerare la ricerca, la scoperta di trattamenti e la diffusione delle migliori pratiche su scala globale.

7. Etica ed equità: con l'avvento di nuove terapie costose, si porrà la questione dell'accesso equo al trattamento per tutti i pazienti, indipendentemente dal luogo di residenza o dalla situazione socio-economica. La riflessione etica sarà essenziale per garantire che il progresso vada a beneficio di tutti.

La visione di domani dell'ematologia è quella di una specialità medica in piena evoluzione, guidata dall'innovazione e dalla collaborazione. Promette un futuro in cui le malattie del sangue possono essere non solo trattate ma anche prevenute, in cui ogni paziente è protagonista della propria salute e in cui la medicina è più giusta ed equa. La strada verso questa visione sarà irta di sfide, ma le possibilità sono infinite.

www.ingramcontent.com/pod-product-compliance
Lightning Source LLC
Chambersburg PA
CBHW071203290526
45796CB00008B/117